《家庭食养宝典》系列丛书

丛书主编：赵晓东　杨桂桂

家庭食养宝典

少儿篇

杨桂桂　赵　敏◎编著

中国中医药出版社

·北京·

图书在版编目（CIP）数据

家庭食养宝典·少儿篇 / 杨桂桂，赵敏编著 . —北京：中国中医药出版社，2013.8

ISBN 978-7-5132-1430-8

Ⅰ . ①家… Ⅱ . ①杨… ②赵… Ⅲ . ①少年儿童—食物养生 Ⅳ . ① R247.1

中国版本图书馆 CIP 数据核字（2013）第 078321 号

中国中医药出版社出版

北京市朝阳区北三环东路 28 号易亨大厦 16 层

邮政编码   100013

传真   010 64405750

三河市同力印刷装订厂印刷

各地新华书店经销

*

开本 880×1230   1/32   印张 9.75   字数 210 千字

2013 年 8 月第 1 版   2013 年 8 月第 1 次印刷

书号   ISBN 978-7-5132-1430-8

*

定价   29.00 元

网址   www.cptcm.com

如有印装质量问题请与本社出版部调换

版权专有   侵权必究

社长热线   010 64405720

购书热线   010 64065415   010 64065413

书店网址   csln.net/qksd/

官方微博   http://e.weibo.com/cptcm

出版前言

　　自古民以食为天，我们如今的医学科普工作，都离不开这个看起来很简单、很琐碎的小事。

　　可是，随着社会的发展，吃这件事却越来越成为老百姓心头的痛。我们深刻地感觉到，周围的很多人对吃什么、怎么吃，有着不少的困惑。面对现实，抛开环境污染、农药滥用等普通人无法扭转的局面，其实在我们的日常生活中，还有不少可以改进和调整的空间。

　　我们很高兴地看到，正在打开这本书的你，一定是认真地看待"吃"这件事。只有这样，你才愿意去思考，怎样让自己、自己挚爱的父母、儿女和亲爱的他（她）吃得更健康，更合理。

　　的确，如今吃东西，不只是吃饱，也是在品味一份情感，一份来自亲人的关爱。生活中的小毛病，不仅需要医生的治疗，还需要居家的食疗。

　　为此，我们策划了这套《家庭食养宝典》，分为老年篇、女性篇、男性篇、中学生篇和少儿篇，就是希望为您全家的健康饮食和自我调养提供一点方便。

父母年事已高，吃点什么能够益寿延年？儿女活泼可爱，怎么吃才能健壮成长？你的他（她）每日操劳，吃点什么能够对抗衰老？自己辛苦工作，怎么吃才能减压防病？健康人怎么吃更合理？小毛病怎么吃好得快？在这套书里都能找到答案。

让我们尝试着放慢自己的节奏，照书里的食谱，每周为家人做几顿健康、可口的饭菜，看着他们慢慢品尝……

出版者

2013 年 5 月

目　录

认识宝贝的生长特点……1

　　体格发育特点……2

　　神经心理发育……8

0～6岁小宝贝的喂养原则和食养方案……19

0～3个月宝宝的喂养以母乳为主……20

常用的果水和菜水

苹果汁……36　　　　　　　山楂水……37

橘子汁……36　　　　　　　青菜水……38

番茄汁……37　　　　　　　胡萝卜水……38

西瓜汁……37

4～6个月宝宝的味觉发育，开始添加辅食……39

汤　料

蔬菜汤……52　　　　　　　米汤……53

海带汤……53

水、汁类

菜水……54　　　　　　　　胡萝卜山楂汁……55

番茄橘子汁……54　　　　　苹果胡萝卜汁……55

泥 类

蛋黄泥······56

菜泥······57

胡萝卜泥······57

茄子泥······58

土豆泥······58

菜花泥······59

牛奶红薯泥······59

油菜泥······60

南瓜泥······60

苹果泥······61

香蕉泥······61

木瓜泥······62

猕猴桃泥······62

鱼泥······63

鸡汤南瓜泥······63

米 粉 类

米粉······64

鱼泥胡萝卜泥米粉······64

粥 类

菠菜肉末粥······65

牛奶蛋黄米汤······66

八宝粥······66

7～9个月宝宝的乳牙萌出，味觉敏感······67

粥 类

鸡肉菜粥······77

鸡蛋肉泥豆腐粥······78

鸡肉末碎菜粥······78

蔬菜鱼肉······79

鱼肉松粥······79

泥 类

鲜虾肉泥······80

奶味肉泥······80

羹 类

鸡蛋豆腐羹……81　　蛋黄蔬菜羹……82

玉米、松仁羹……82

肉 类

什锦猪肉菜末……83　　西红柿鱼……84

肉汤青菜鸡肝……83　　砂锅炖鸡……85

白萝卜鱼……84

蔬菜类

虾末菜花……85　　杏仁番茄拌西兰花……86

其 他

奶汁香蕉……87　　虾肉菠菜面……89

烤土司……87　　浇汁豆腐丸子……89

豆腐糊……88　　西红柿豆腐……90

三文鱼山芋薄饼……88　　什锦水果豆腐……90

10～12个月的宝宝开始断奶，进入智能发育的关键期……91

饼 类

葱花饼……101　　鱼泥饼……103

土豆饼……102　　南瓜饼……103

馅 类

蛋饺……104　　猪肉馄饨……106

迷你饺子……104　　香菇鲜虾小包子……106

鱼肉水饺……105　　小笼包子……107

其 他

鸡丝面片……107

豆腐丸子……108

胡萝卜丝汤……109

肉松饭……109

1～2岁的宝宝开始认知事物，进入心智发育期……110

粥 类

双米芸豆粥……122

小米粥……122

蛋花麦片粥……123

水果牛肉粥……123

薏米百合粥……124

鲜味蔬菜粥……125

粗粮粥……125

汤 类

排骨白菜汤……126

肉丸甜菜汤……126

虾皮紫菜蛋汤……127

鸡血豆腐汤……128

炒青椒肝丝……128

豆腐鲫鱼汤……129

馅 类

菜肉包子……129

鱼肉水饺……130

豆沙包……131

鸡丝蘑菇馄饨……131

面食类

菠菜面……132

香蕉发糕……133

什锦蔬菜饼……133

烤蛋糕……134

夹心面包卷……134

肉松卷……135

其 他

奶油焖虾仁……135

珍珠水果……136

番茄猪肝……137

奶油烤鱼……137

奶酪烤豆腐……138

什锦猪肉菜末……138

杂味烂炖……139

营养鱼松……140

什锦布丁……140

香椿芽拌豆腐……141

虾皮冬瓜……141

雪菜炖豆腐……142

虾仁豆腐……142

豌豆炒肉末……143

2～3岁的宝宝进入身心发育的关键期……144

汤 类

金针菇豆腐汤……159

小排骨黄豆汤……160

双料萝卜鱼丸汤……161

紫菜猪肉汤……161

粥 类

小米蛋奶粥……162

青菜粥……163

红薯南瓜粥……163

素菜类

炒碎菠菜……164

番茄炒菜花……164

素炒什锦……165

油菜心焖海米……166

蜜制胡萝卜……166

肉菜类

胡萝卜炒肉丝……167

土豆排骨……168

清蒸带鱼……168

红杞炖鲫鱼……169

芦笋烧鸡胸……170

3～6岁孩子的喂养原则……170

小宝贝一周的健康食谱……174

少儿喜欢的食物……180

素　菜

鸡汁娃娃菜……180

西红柿炒鸡蛋……180

地三鲜……181

凉拌菠菜……181

松仁玉米……182

芹菜拌腐竹……182

萝卜豆芽海带丝……183

芸豆油菜……183

凉拌双花菜……184

素三色金针……184

肉　菜

油焖大虾……185

彩色虾仁……185

清蒸黄花鱼……186

板栗烧鸡……186

烤鸡翅……187

南瓜扣肉……187

莲藕排骨……188

焦熘丸子……188

虾仁豆腐……189

孜然羊肉……189

主　食

麻酱糖花卷……190

豆沙包……190

南瓜馒头……191

五彩炒饭……191

小馅饼……192

发糕……192

西红柿鸡蛋面……193

虾仁白菜饺子……193

粥　品

百合玉米粥……194

南瓜粥……194

二米粥……195

冰糖银耳羹……195

汤 饮

番茄鸡蛋疙瘩汤······196　　虾皮紫菜汤······197

海带玉米豆腐汤······196　　鸡蛋豆腐汤······197

果 蔬

苹果······197　　猕猴桃······199

香蕉······198　　西瓜······199

桑椹······198　　胡萝卜······199

草莓······198　　番茄······199

常见疾病的食养方案······201

感 冒······202

风寒感冒

葱白生姜汤······202　　香菜黄豆汤······203

生姜汤······203

风热感冒

薄荷菊花饮······204　　薄荷牛蒡粥······204

暑湿感冒

荷叶粥······205　　香薷饮······206

香薷扁豆汤······205

咳 嗽······207

风寒咳嗽

萝卜杏仁饮······207　　生姜饴糖饮······208

风热咳嗽

牛蒡贝母粥……208　　　　　　银花薄荷饮……209

内伤咳嗽

贝母雪梨……209　　　　　　　橘皮粥……210

百合枇杷藕汁……210　　　　　　芩地粥……210

哮　喘……212

发作期热性哮喘

白果冬瓜杏仁饮……212　　　　百合白果饮……213

竹茹芦根粥……213

发作期寒性哮喘

核桃白果饮……214　　　　　　二仁姜糖饮……214

缓解期肺气虚弱

黄芪粥……215

缓解期脾气虚弱

山药杏仁糯米粥……215　　　　参枣米饭……216

参苓粥……216

缓解期肾虚不纳

核桃蜂蜜饮……217　　　　　　芡实核桃粥……217

厌　食……219

脾失健运

麦芽粥……219

脾胃气虚

山药糯米粥……220

脾胃阴虚

荸荠粥……221

腹　泻……222

风寒泻

姜茶饮……222

湿热泻

马齿苋绿豆汤……223　　　　马齿苋粥……223

伤食泻

山楂麦芽饮……224　　　　山楂萝卜饮……224

脾虚泄

怀山药粉……225　　　　荠菜汤……226
薏米山药粥……225

鹅口疮……227

心脾积热

银黄乳……227　　　　竹叶公英绿豆粥……228
西瓜皮饮……228

虚火上浮

西洋参莲子炖冰糖……229　　　　莲子心汤……229
生地旱莲草粥……229

麻　疹……231

推荐食谱

粳米冬笋粥……231　　　　　三鲜汤……232

竹笋鲫鱼汤……232

风　疹……234

推荐食谱

粳米冬笋粥……234　　　　　香菜粥……235

荸荠饮……235　　　　　　　公英绿豆粥……235

水　痘……237

推荐食谱

绿豆汤……238　　　　　　　银花饮……238

萝卜香菜汤……238　　　　　甘草三豆饮……239

流行性腮腺炎……240

推荐食谱

绿豆白菜心粥……240　　　　板蓝根粥……241

银翘粥……241　　　　　　　黄花菜汤……242

手足口病……243

推荐食谱

薏米绿豆粥……244　　　　　银菊饮……244

荷叶粥……244

猩红热……246

推荐食谱

绿豆薄荷汤……247　　　　　牛蒡粥……248

清咽饮……247　　　　　　　百合绿豆粥……248

炒丝瓜……247

幼儿急疹……250

推荐食谱

银翘粥……250　　　　　　　香菜饮……251

锌缺乏症……252

推荐食谱

蘑菇核桃仁……252　　　　　清蒸鳕鱼……254

芝麻鸡蛋肝……253　　　　　莴笋炒香菇……254

鱼肉饼……253

维生素A缺乏症……256

推荐食谱

蛋花粥……257　　　　　　　鲜藕汁……257

甜薯泥……257　　　　　　　薯瓜泥……258

营养性维生素D缺乏性佝偻病……259

推荐食谱

虾皮蛋羹……259　　　　　　萝卜烧牛肉……260

肉末烩豆腐……260　　　　　核桃仁芝麻糊……261

维生素C缺乏症……262

推荐食谱

番茄白菜……263　　　　　凉拌番茄……264

拌茄泥……263　　　　　　红薯粥……265

青菜豆腐干……264　　　　土豆泥……265

营养性缺铁性贫血……267

脾胃虚弱

红枣木耳汤……268

心脾两虚

荔枝红枣汤……269　　　　糯米阿胶粥……269

肝肾阴虚

樱桃龙眼羹……270　　　　仙人粥……270

脾肾阳虚

参归鸽肉汤……271

零食的选择……273

常见的零食……275

吃零食的原则……276

正确对待食品添加剂……277

少儿喜欢的零食……279

附录1　预防接种的相关知识……283

附录2　儿童体重、身长（高）的参考值……287

认识宝贝的生长特点

人的生命活动起始于受精卵，新生命产生之后，就处在动态的、连续的、渐进的生长发育过程中。生长发育还受先天和后天两个因素的影响，先天因素与种族、父母、胎儿期状况等有关；后天因素与社会条件、气候、地理、营养、锻炼、疾病、药物等有关。小儿生长发育，是形与神的同步增长，一直处于不断生长发育的过程中，这是与成人最大的区别。小儿生理特点，古代医家论述甚多，可归纳为生机蓬勃，发育迅速；脏腑娇嫩，形气未充两方面。小儿出生之后，五脏六腑都是娇柔嫩弱的，其形态结构、四肢百骸、筋骨肌肉、气血津液、气化功能都是不够成熟和相对不足的。认识和了解小儿的正常生长发育的特点，可以对儿童的生长发育状况作出正确的评价。

小儿的生长和发育是一个连续的过程，又有阶段性，各器官系统发育不平衡。生长主要以形态变化来体现，随着儿童年龄的增长，身体和各个器官与系统地长大；发育是细胞、组织、器官功能上的分化与成熟。生长发育遵循由上到下、由近到远、有粗到细、由低级到高级、由简单到复杂的规律。儿童的生长发育虽然有一定的规律，但每个个体之间有着一定的差异。

体格发育特点

一般常用的体格生长发育指标：体重、身长（高）、头围、胸围、上臂围等。

2

体重：出生时的体重与新生儿的胎次、胎龄、性别及宫内营养状况等有关。随着年龄的增加体重的增长逐渐减慢，正常足月婴儿出生后第一个月体重增加可达 1 ~ 1.5 千克，3 个月约等于出生时体重的 2 倍，第一年内前 3 个月体重增加约等于后 9 个月体重的增加，2 岁时体重约为出生时的 4 倍，2 岁至青春期体重增长减慢，年增长值约为 2 千克。

体重估算公式：

1 ~ 6 个月： 体重（kg）=3+0.7× 月龄

7 ~ 12 个月：体重（kg）=7+0.5×（月龄 −6）

1 岁以上： 体重（kg）=8+2× 年龄

身长（高）：多数 3 岁以下儿童立位测量不易准确，采用仰卧位测量，称为身长。出生时身长约为 50 厘米，出生第一年增长约 25 厘米，第二年增长速度减慢，年增长 10 厘米左右，2 岁以后每年增长 5 ~ 7 厘米。身长（高）的增长与种族、遗传、营养、运动、疾病等有关。

身长（高）估算公式：

2 周岁以上：身长（厘米）=70+7× 年龄

头围：头围的测量是从双眉弓上缘处，经过枕骨结节，绕头一周的长度。头围的大小与脑和颅骨的发育有关。出生时头相对大，平均 32 ~ 34 厘米，第一年前 3 个月头围的增长 6 厘米约等于后 9 个月头围的增长值 6 厘米，即 1 岁时头围约为 45 厘米；生后第二年头围增长减慢，约为 2 厘米；2 岁时头围约 48 厘米；2 ~ 15 岁头围仅增加 6 ~ 7 厘米。

胸围：胸围的大小与肺和胸廓的发育有关。出生时胸围 32 厘米，略小于头围 1 ~ 2 厘米。1 岁左右胸围约等于头围。

1岁至青春前期胸围应大于头围（约为头围＋年龄－1厘米）。

上臂围：上臂围代表肌肉、骨骼、皮下脂肪和皮肤的生长。1岁以内上臂围增长迅速，1～5岁增长缓慢，约1～2厘米。

骨骼发育

颅骨：头颅由枕骨、额骨、顶骨、颞骨组成，颅骨间小的缝隙称为骨缝，大的缝隙称为囟门。前囟是额骨和顶骨之间的菱形间隙，后囟是枕骨和顶骨之间三角形间隙。婴儿出生时颅骨缝稍有分开，约于3～4月龄时闭合。出生时后囟很小或近闭合，6～8周龄闭合。前囟是最后闭合的囟门，出生时约1.5～2厘米，以后随颅骨生长而增大，6月龄左右逐渐骨化而变小，约在12～18个月闭合，部分儿童2岁左右闭合。通过骨缝闭合及前后囟闭合时间来衡量颅骨的生长。

颅骨发育先于面骨，1～2岁后面骨开始迅速发育，表现为面、鼻骨变长，下颌骨向前突出，下颌角倾斜度减小，额面比例变化导致脸型改变，由婴儿时的圆形胖型变为儿童期增长的脸型。

脊柱：脊柱的发育反映椎骨的生长过程。脊柱由肌肉、韧带连接椎骨组成。生后第一年脊柱生长快于四肢，以后四肢生长快于脊柱。脊柱的4个生理弯曲的形成：出生时脊柱已有扁平弓的胸曲和腰曲，以后脊柱弯曲的形成是由于坐、抬头和站立的原因。3～4个月左右抬头动作的出现使颈椎前凸，形成颈曲；6～7个月后婴儿会坐，胸椎后凸形成胸曲；12月龄左右儿童开始行走，腰椎前凸逐渐形成腰曲。生理弯曲的形成有加强脊柱弹性作用，脊椎的自然弯曲至6～7岁被韧带固定。椎间盘的继续形成是青春后期躯干继续增长的主要原因。

长骨：长骨的发育从胎儿到成人期逐渐完成的。长骨的生长是一个较长的过程，主要由长骨干骺端的软骨逐渐骨化和骨膜下成骨作用，使长骨增长、增粗，当骨骺与骨干融合标志长骨停止生长。长骨干骺端次级骨化中心是出生后长骨增长的重要部位。儿童身材的增长主要是长骨的生长，尤其是下肢骨的生长，儿童不同时期下肢线性排列有一自然变化的过程，即新生儿股关节为屈位外展、外旋状使下肢呈"O"形，至婴儿期下肢有约15°的膝内翻，常在18月龄左右改善，2～3岁幼儿又可出现约15°的膝外翻，7岁以后接近正常成人水平，所以，儿童生长的不同时期出现的膝内翻或外翻均为生理性下肢力线性排列变化，要与疾病状况下的畸形相鉴别。

牙齿发育

乳牙萌出顺序一般为下颌先于上颌、自前向后，即下正中切牙、上正中切牙、上侧切牙、下侧切牙、第一乳磨牙、尖牙、第二乳磨牙。出生后4～10个月乳牙开始萌出，约于2.5岁时乳牙出齐。人一生有乳牙（20个）和恒牙（32个）两副牙齿。18～24个月时第三恒臼齿已骨化，7～8

岁时乳牙开始脱落，换牙顺序与乳牙萌出顺序相同。6岁左右萌出第一颗恒牙，12岁萌出第二恒磨牙；17～18岁以后出第三恒磨牙（智齿），也有终生第三恒磨牙不萌出者。婴幼儿乳牙个数可用以下公式推算：乳牙数＝月龄－4（或6）。

脂肪组织发育

脂肪组织主要由脂肪细胞、少量成纤维细胞、细胞间胶原物质组成。脂肪组织的发育表现为脂肪细胞数目的增加和体积增大。人体脂肪细胞数目增加从胎儿中期开始，主要在出生前3个月、生后第一年、11～13岁三个阶段。通常到1岁末达高峰，以后增加速度减慢，2～15岁时脂肪细胞数目再增加约5倍。脂肪细胞体积的增大从胎儿后期到出生时增加1倍，以后增加速度减慢，青春期脂肪细胞体积又再增加。全身脂肪组织占体重的百分比与生长速度一致：出生时占体重的16%，第一年增加至22%，以后逐渐下降，5岁为12%～15%。青春期百分比有明显性别差异，女孩为24.6%，2倍于男孩。皮下脂肪占全身脂肪的50%以上。

肌肉发育

婴儿出生后随着活动增加肌肉系统逐渐生长，基本与体重增加平行。生后肌肉的生长主要是肌纤维增粗，生后最初几年肌肉发育缓慢，5岁以后则肌肉增长明显，并有明显的性别差异。男孩肌肉占体重比例明显大于女孩。出生时婴儿肌肉张力较高，以四肢屈肌为著。随大脑皮层的发育，1～2月后肌张力逐渐减退，一般上肢到2～2.5月龄，下肢3～4月龄肌张力正常，肢体可自由伸屈活动。肌肉的生长发育程度与营养状况、生活方式、运动量密切有关。因此为婴儿提供均衡的营养、进行被动或主动性的运动等可促进肌肉的发育，如俯卧、翻身、爬行、行走、体操、游戏等，可促进肌纤维增粗，肌肉活动能力和耐力的增强。

生殖系统发育

生殖系统的发育通过下丘脑－垂体促性腺激素－性腺轴（HPGA）调节，分胚胎期性分化和青春期生殖器官、第二性征及生殖功能发育两个过程。胎儿26周（180天）后性腺分泌的类固醇抑制黄体促性腺激素释放因子（LRF）的分泌，所以直到青春前期性腺及性征不发育。下丘脑成熟发育青春期内分泌变化，下丘脑对性激素反馈作用敏感度下降，LRF分泌增加，垂体分泌促卵泡激素（FSH）和促黄体生成激素（LH）增多，性腺、性征开始发育。因此，在各系统中生殖系统生长发育最迟，从出生到青春前期一直缓慢生长，保持幼稚状态，功能处于静止期。到青春期生殖系统迅速生长发育，持续6～7年。

男性生殖系统发育：包括男性生殖器官的形态、功能发育和第二性征发育。男性生殖器官包括睾丸、附睾、阴茎。第二性征主要表现为阴毛、腋毛、胡须、变声及喉结的出现。出生时男婴睾丸大多已降至阴囊，约10%男婴的睾丸尚位于下降途中某一部位，一般1岁内都下降到阴囊，少数未降者称隐睾。青春期以前睾丸保持婴儿状态，体积不超过3.0毫升，长径不足2.0厘米，阴茎长度不足5厘米，功能处于静止状态。睾丸增大发育是男性青春期的第一征象。男性性发育顺序一般是：睾丸、阴茎、阴毛、腋毛、胡须、喉结、变声，全部经历2～5年。

女性生殖系统发育：包括女性生殖器官的形态、功能发育和第二性征发育。女性生殖器官包括卵巢、子宫、输卵管、阴道。第二性征发育主要表现为乳房、阴毛、腋毛的发育。外生殖器从出生到7岁时无明显变化，女性性征发育顺序一般是：乳房、阴毛、初潮、腋毛。青春前期卵巢发育非常缓慢。青春期卵巢从原来的纺锤体状开始后迅速增长逐渐成圆形，性功能开始活动。月经初潮时卵巢尚未完全成熟，性功能随卵巢成熟逐渐完善。乳房发育是第二性征中发育最早的征象，月经初潮是性功能发育的主要标志。

神经心理发育

神经心理发育是儿童健康成长的一个重要方面，神经心理的正常发育与体格生长具有同等重要的意义。神经心理发育包括感知觉、运动、语言、心理功能的发育，它以神经系统的发育和成熟为物质基础。

神经系统的发育

神经系统的发育领先于其他各系统的发育。

脑发育：脑的生长是形态发育和结构功能逐渐成熟的过程，主要是神经细胞体积的增大和与之相连的突触数量的增加。新生儿脑重约为 390 克，相当于体重的 10% ~ 12%，此时神经细胞数目已与成人相同，但其树突与轴突少而短。8周的胚胎已形成大脑皮质，脑皮质形态发育优于功能。大脑皮质增值持续到生后 5 个月，小脑皮质到 1 岁。3 岁时脑发育基本完成，8 岁接近成人水平。

脑功能发育：大脑皮质是集中各功能体系的最高中枢，新生儿大脑皮层及新纹状体未发育成熟，而皮层下中枢如丘脑、苍白球已发育成熟，故 3 ~ 4 个月前的婴儿肌张力较高，出现不自主蠕动动作、兴奋与抑制易扩散等皮下中枢优势的表现，随着大脑皮质逐渐发育成熟出现对皮质下中枢的抑制作用。婴儿右脑发育领先，可能与小婴儿大运动与感知觉领先发育有关。脑的不同功能向一侧半球集中是儿童脑结构和认知发育的主要特征。新生儿脑皮质尚未发育成熟发挥作用时，网状激活系统使新生儿觉醒时间短，婴儿期网状激活系统保持婴儿清醒状态，参与调节婴儿身体的全部运动活动。2 ~ 3 岁小脑尚未发育完善，6 岁达到成人水平。

髓鞘发育：神经纤维的髓鞘化是传导功能成熟的一个显著标志。神经纤维髓鞘形成的顺序是：感觉神经纤维先于运动神经纤维，脑神经髓鞘化优于脊神经。1.5 岁时脑神经已基本完全髓鞘化。神经髓鞘的形成和发育约在 4 岁左右完成，在此之前，尤其在婴儿期，各种刺激引起的神经冲动传导缓慢，且易于泛化；不易形成兴奋灶，易疲劳而进入睡眠状态。

神经反射发育：儿童神经反射有终身存在的反射（如浅反射、腱反射），也有出生时脊髓的固有反射，即原始反射（如拥抱反射、觅食反射、吸吮反射等）。新生儿的活动主要是原始反射，随着大脑皮层的发育，3 ~ 4 个月龄婴儿的原始神经反射应逐渐消退。条件反射是在生后生活的过程中经过反复刺激形成的，2 岁以后不仅可以利用第一信号系统形成条件反射，还可以利用第二信号系统形成条件反射，条件反射可帮助儿童建立较好的生活习惯。

睡眠发育：新生儿昼夜睡眠时间相等，睡眠周期为 50 分钟，3 ~ 4 小时连续睡眠后可有 1 ~ 2 小时的清醒。1 ~ 2 月龄婴儿已随着光线变化调整睡眠，2 ~ 3 个月是建立昼夜睡眠规律的关键时期。婴儿较易进入深睡眠时，提示婴儿睡眠发育逐渐成熟。夜醒对婴儿生存有意，有利于避免危险发生。

感知觉的发育

感觉是通过各种感觉器官从外界选择性的取得信息的能力，知觉是依靠大脑皮层对复合刺激的整体反应的知觉活动。

视感知发育：新生儿已有视觉感应功能，瞳孔有对光反应，在安静清醒状态下可短暂注视物体，但只能看清

15～20厘米内的事物。新生儿期后视感知发育迅速，1月龄婴儿出现头眼协调，可凝视光源，头可跟随移动的物体做水平方向转动90°；3～4个月时头眼协调较好，头可跟随移动的物体做水平方向转动180°，喜看自己的手，能辨别彩色和非彩色的物体；6～7个月时目光可随上下移动的物体垂直方向转动，喜欢红色；8～9个月时开始出现视深度感觉，能看到小物体；18个月时对画图有兴趣，已能区别各种形状如正方形、圆形、三角形；2岁时视力达0.5，可区别垂直线与横线，逐渐学会辨别红、黄、绿等颜色；3岁时开始说出颜色名称，认识圆形、方形、三角形；4～5岁时视深度充分发育，视力达到1.0，已可区别各种颜色，认识椭圆形、菱形、五角形等，能阅读书本上的符号和文字；6岁时视深度已充分发育。

听感知发育：与儿童智能、语言理解、表达、社交能力发育有关。新生儿出生时鼓室无空气，听力差；生后3～7日听觉已良好，新生儿能区分声音的高低；2个月龄时能辨别不同的语音；3～4个月时头可转向声源，听到悦耳声时会微笑；6个月已能区别父母声音，叫名字已有应答，对发声的玩具感兴趣；7～9个月时能确定声源并注视，区别语言的意义；10个月两眼可迅速地转向声源看，对铃声和人的声音有应答；13～16个月时可寻找不同响度的声源；24个月对声响度区别较准确；3岁时对声音的区别则更精细；儿童的听觉发育持续到青少年期。

味觉发育：出生时味觉发育已很完善；出生2小时的新生儿已能分辨出无味、甜味、酸味、苦味和咸味；4～5月对食物轻微的味道改变已很敏感，为味觉发育关键期，此期应适时引入各类食物。一般婴儿喜欢原味的食物，幼儿后对食物产生个人的偏好。

嗅觉发育：出生时嗅觉已发育成熟，能辨别出多种气味，具有初步的嗅觉空间定位能力；生后 1 ~ 2 周已可辨别母亲与其他人的气味；3 ~ 4 月时能区别愉快与不愉快的气味；7 ~ 8 月能分辨芳香的刺激。

皮肤感觉的发育：皮肤感觉包括触觉、痛觉、温度觉及深感觉等。新生儿大脑皮层发育不完善，对痛、温度、触觉刺激不能定位，受刺激不是局部的逃避反射，而是引起全身性运动；出生时对冷的刺激比热的刺激更敏感；新生儿的触觉发育较成熟，尤其眼、前额、口周、手掌、足底等部位有高度敏感性，而前臂、大腿、躯干的触觉较迟钝。新生儿已有痛觉，但较迟钝；第 2 个月起才逐渐改善。2 ~ 3 岁可辨别物体的属性，如硬、软、冷、热；5 ~ 6 岁可区别体积和重量不同的物体。

运动的发育

运动发育可分为大运动（包括平衡）和精细运动两大类。运动发育的规律：自上而下、由近及远、不协调到协调、先正面动作后反向动作。

1. 平衡与大运动

抬头：新生儿俯卧时能抬头 1 ~ 2 秒；3 个月时抬头较稳；4 个月时抬头很稳，并转动自由；5 ~ 6 个月时俯卧抬头 90°。

翻身：1 ～ 2 个月可从侧卧位到仰卧位；4 ～ 5 个月可较有意识地以身体为一体侧卧位到仰卧位，无身体的转动；5 ～ 6 个月从仰卧位到侧卧位，或侧卧位到仰卧位；7 个月是能有意识地、连续地从仰卧位翻身至俯卧位或从俯卧位至仰卧位。

坐：3 月龄时扶坐腰背呈弧形；4 月龄时扶坐能竖颈；6 个月时能双手向前撑住独坐；8 个月时能坐稳；1 岁时能自己爬上椅子，转身坐下；1.5 岁可独坐小凳，弯腰拾物。

爬：2 月龄俯卧时能交替踢腿，是匍匐的开始；7 个月俯卧时可后退或原地转；8 个月可用双上肢向前爬；9 个月已可跪爬，并能伸出一侧手向前取物；10 月后熟练爬行。

站、走、跳：新生儿双下肢直立时稍可负重，出现踏步反射和立足反射；5 ～ 6 个月扶立时下肢可负重，并上下跳；8 ～ 9 个月可扶站片刻；10 ～ 12 个月时可独站片刻或扶走；15 个月可独自走稳；18 ～ 24 个月会跑和倒退走；24 个月时可双足并跳；30 个月时会独足跳；4 岁可沿直线走；5 ～ 6 岁会脚跟对着脚尖走直线，会跳绳、溜冰。初走时足尖着地，髋、膝、肘部微屈曲，以维持重心，走得较稳时则出现双臂下摆，足跟－足尖行走。

2. 精细动作

是手指精细动作的发育。3 ～ 4 个月时握持反射消失，胸前玩手，企图全手抓物品；4 个月时用手掌握物；5 个月时大拇指参与握物，抓物入口；6 ～ 7 个月时独自玩弄物品，出现物品换手与捏、敲等探索性动作；9 ～ 10 个月时可用拇、食指拾物，喜撕纸；12 ～ 15 个月时学会用匙，乱涂画；18 个月时能叠 2 ～ 3 块方积木，拉脱手套或袜子；2 岁时可叠 6 ～ 7 块方积木，会翻书，拿住杯子喝水，模仿画垂直线和圆；3 ～ 4 岁会使用一些"工具性"的玩具，如小锤子、玩泥胶等；4 ～ 5 岁穿鞋带，剪纸；5 ～ 6 岁用笔学习写字、折纸、剪复杂图形。

语言的发育

语言的发育是儿童全面发育的标志。语言发育经过语言前阶段和语言阶段。婴儿表达语言继理解语言而发展，一般经过 3 ～ 4 个月。新生儿已会哭叫，3 ～ 4 个月婴儿咿呀发音；4 个月能发出笑声；6 月龄时能听懂自己的名字；7 ～ 8 月会发声已有辅音和元音的组合；12 月龄时能说简单的单词，同时用姿势表示意思，如挥手表示再见。18 月龄时能用 15 ～ 20 个字，表达自己的要求，并指认并说出家庭主要成员的称谓；24 月龄时能指出简单的人、物名和图片，出现短句，并说有 2 ～ 3 个字组成的短句；而到 3 岁时几乎能指认许多物品名，遵循连续的 2 ～ 3 个指令；4 岁时能讲述简单的故事情节；5 岁能完整地语言表达自己的意思。

心理活动的发展

早期的社会行为：2 ～ 3 个月时小儿以笑、停止啼哭等行为，以眼神和发音表示认识父母；3 ～ 4 个月的婴儿开始出现社会反应性的大笑，对母亲的声音表示愉快；6月龄时开始认生；7～8个月的小儿可表现出认生、对发声玩具感兴趣等；9～12个月时是认生的高峰，喜欢照镜子，喜欢玩躲猫猫游戏；12～13个月会指或说出要的东西，受挫折时发脾气，模仿扫地或擦桌子；18个月的儿童逐渐有自我控制能力，成人在附近时可独自玩很久；2岁时不再认生，易与父母分开，初步建立自我照顾能力，如自我进食、如厕，喜欢收拾玩具、听故事、看图画、看电视，喜欢奔跑、推拉等大运动游戏；3岁后可与小朋友做简单的游戏，逐步建立自己的生活规律，发脾气减少；4岁时能与年龄大的小朋友一起玩有想象力的游戏，能穿脱衣服和鞋子，具有一定的独立性，开始意识到自己的责任，愿意帮助别人，承认错误；5岁喜欢与幼儿园朋友交往，喜欢扮演角色的游戏和玩有比赛性质的游戏，帮助成人做简单的家务；6岁开始注意自己的仪容，逐渐学会控制冲动，用语言表达情绪，学习基本的交流技巧。

注意的发展：是认知过程的开始，婴儿期以无意注意为主，随着年龄的增长逐渐出现有意注意。5～6岁后儿童能较好控制自己的注意力。

记忆的发展：1岁内婴儿只有再认而无重现，随年龄的增长，重现能力亦增强。幼年儿童只按事物的表面特性记忆信息，以机械记忆为主，3岁前多为无意识记忆。随着年龄的增加和理解、语言思维能力的加强，儿童有意识的抽象逻辑记忆逐渐发展。

思维的发展：1岁以后的儿童开始产生思维，在3岁以前只有形象性的思维；3岁以后开始有初步抽象思维；6～11岁以后儿童能将事物归类，分类比较等抽象思维方法，抽象能力提高，具有进一步独立思考的能力。

想象的发展：新生儿无想象能力；1～2岁儿童仅有想象的萌芽，如模仿妈妈的动作。学龄前期儿童仍以无意想象为主，有意想象和创造性想象到学龄期才迅速发展。

情绪、情感的发展：新生儿因生后不易适应宫外环境，较多处于消极情绪中，表现不安、啼哭，而哺乳、抱、摇、抚摸等则可使其情绪愉快。婴幼儿情绪表现特点是时间短暂、反应强烈、容易变化、外显而真实。随着年龄的增长，儿童对不愉快因素的耐受性逐渐增加，能够有意识地控制自己，使情绪遂趋向稳定。

意志的发展：是人的心理和意识能动性的突出表现，新生儿没有意志，婴幼儿在语言的发展下，在有意行动或抑制行动时表现为意志的最初形式，儿童表现"自己来"时，是意志行为发展的标志。年龄越小，积极的意志品质表现越差。

个性和性格的发展：性格发育在婴幼儿期常称为个人－社会性行为发育。性格发育主要包括思想方法、情绪反应、相依感情、游戏、违拗性等。婴儿期由于一切生理需要均依赖成人，逐渐建立对亲人的依赖性和信任感，婴儿与亲人相依感情的建立是社会性心理发育的最早表现，亲人在日常生活中对婴儿生理需要作出及时、适当的满足可以促使相依感情的牢固建立。如婴儿在5～6个月时有畏陌生表现及8～9个月拒让生人抱，10～18个月表现最为明显地与母亲分离时的焦虑情绪都与相依感情有关。

幼儿时期已能独立行走，说出自己的需要，3岁后又可出现喜爱纠缠亲人，4岁后依赖情绪逐渐减弱，有一定自主感，但又未脱离对亲人的依赖，故常出现违拗言行与依赖行为相交替现象，正确认识小儿发育过程中的违拗性，对于小儿性格发育具有重要意义。

悄悄话

　　学龄前期小儿生活基本能自理，主动性增强，但主动行为失败时易出现失望和内疚。性格一旦形成即相对稳定。

0～6岁小宝贝的喂养
原则和食养方案

0～3个月宝宝的喂养以母乳为主

0～3月龄婴儿食谱

0～3个月的婴儿身高、体重、头围增长速度较快，这时婴儿开始会抬头，竖抱时头可以固定，依靠上身的力量开始翻身。营养以母乳为主，母乳不足，要及时添加配方奶。

婴儿饮食安排

1. 0～3月婴儿以母乳为主，母乳喂养应按需喂养，8～12次，乳量约为500～750毫升/天，3个月后逐渐定时，6～8次，乳量约600～800毫升/天。

2. 如母乳不足要及时添加配方奶，可采用每天喂母乳次数不变，在喂完母乳后，补喂配方奶，或者用配方奶完全代替一次或几次母乳喂养，但总次数不超过母乳次数的一半。

3. 没有母乳的，则用配方奶喂养。1个月婴儿：每天7～8次，每次60～120毫升。2个月婴儿：每天6～7次，每次60～150毫升。3个月婴儿：每天6～7次，每次70～160毫升。

4. 人工喂养的婴儿要在两次喂奶的中间添加温开水、菜水、果水、米汤等，防止便秘。

5. 出生2周后开始添加鱼肝油，每日1粒（400单位），1日1次。

母乳喂养是婴儿最好的、天然的、营养的食物，对婴儿的生长发育有着其他食物不可替代的作用。一个健康的母亲可提供足月儿正常生长到 6 个月所需要的营养素、能量、液体量。母乳不仅供给婴儿营养，同时还提供一些可供婴儿利用的现成物质，如脂肪酶、免疫球蛋白 A 等，直到婴儿体内可自己合成。

对婴儿来说，母乳具有营养丰富、各种营养物质最适合婴儿消化吸收、含有丰富的抗体具有免疫力、有利于婴儿牙齿的发育和预防龋齿，此外，能增加母婴感情，促进婴儿早期智力开发，减少怀死性结肠炎的危险，减少婴儿猝死综合征的发生，并可降低婴儿糖尿病及儿童淋巴瘤的发生。

对母亲而言，可促进子宫收缩，减少产后出血，促进子宫复旧；延长生育间隔；减少乳腺癌和卵巢癌的发生；方便经济的优点。

此外，母乳喂养也是婴儿从胎内完全依赖母亲摄取营养和断乳后完全独立生活的一种过渡营养方式。

乳汁的分类

一般将乳汁分为初乳、过度乳、成熟乳和晚乳。产后 5 天以内的乳汁成为初乳；6 ~ 10 天为过渡乳；11 天到 9 个月的乳汁为成熟乳，10 个月以后的人乳为晚乳。

乳汁的成分

初乳量少，深柠檬色，碱性，每天约 10 ~ 40 毫升，色黄质略稠，蛋白质含量高（主要为免疫球蛋白）为成熟乳的 2 倍以上，脂肪较少，比重较高，初乳中维生素 A、牛磺酸和矿物质的含量颇丰富，并含有初乳小球（充满脂肪颗粒的巨噬细胞及其他免疫活性细胞），对新生儿的生长发育和抗感染能力十分重要，所以应重视生后 5 天内的母乳喂养。

过度乳总量有所增加，脂肪含量最高，蛋白质和矿物质逐渐减少，其中乳铁蛋白和溶菌酶仍保持稳定水平，而 IgA、IgG、IgM 则迅速下降。

成熟乳蛋白质含量更低，每日泌乳总量多达 700 ~ 1000 毫升。

晚乳的总量和营养成分都比较少。

各期乳汁中乳糖的含量较恒定，而母乳中的脂肪、水溶性维生素、维生素 A、铁等营养素与乳母饮食有关，而维生素 D、E 不易由血进入乳汁，与乳母饮食成分关系不大。

母乳成分随着母亲产后不同时期差异很大，即使同一次母乳，乳汁的成分亦随时间而变化，其最初的部分与最末的部分乳汁成分也不相同，最初分泌的乳汁蛋白含量高，脂肪低（含量仅 1% ~ 2%），以后则脂肪含量逐渐增高，而蛋白质含量逐渐降低，最末部分脂肪含量最高，可高达 50%，这可能是给婴儿停止哺乳的一个"安全信号"。

乳 量

正常乳母平均每天泌乳量随时间而逐渐增加，成熟乳量可达 700 ~ 1000 毫升。一般产后 6 个月后乳母泌乳量与乳汁的营养成分逐渐下降。判断奶量是否充足是以婴儿体重增长情况、尿量多少与睡眠状况等综合判断。母亲不要轻易放弃哺乳。

母乳的成分

1. 蛋白质：母乳中以乳清蛋白为主，酪蛋白较少（乳清蛋白：酪蛋白为 4：1），乳清蛋白在胃内形成的蛋白质凝块细小柔软，适合婴儿消化吸收。此外，还含有牛磺酸如铁蛋白、免疫球蛋白 A、溶菌酶、酯酶和蛋白水解酶等。

2. 脂肪：母乳中脂肪含量为 3.5 ~ 4.5 克 / 升，由脂肪提供 50% 的能量。母乳中含有丰富的胆固醇，它有利于中枢神经系统髓鞘磷脂化，有利于婴儿脑发育。

3. 碳水化合物：母乳中含有 6.5% ~ 7.5% 的碳水化合物，主要是乳糖，且 90% 为乙型乳糖，利于脑发育、双歧杆菌和乳酸杆菌的生长、促进肠蠕动、促进钙的吸收。此外，还含有糖脂、糖蛋白、核苷糖和低聚糖，是母乳所特有的。

4. 维生素：除维生素 D 和 K 外，营养可提供 1 岁以内婴儿所需的各种维生素。

5. 矿物质：母乳中钙含量虽低，但钙磷比例（2：1）适宜，吸收率高；含低分子量的锌结合因子－配体，易吸收，锌利用率高；铁含量较低，但吸收率高，且大多数正常婴儿有充足的铁储备。

6. 母乳的 pH 值为 3.6，对酸碱的缓冲力小，不影响胃液酸度，利于酶发挥作用。

母乳喂养的分类

全部母乳喂养

（1）纯母乳喂养：除母乳外不给婴儿吃其他任何液体或固体食物。

（2）几乎纯母乳喂养：除母乳外，还给婴儿吃维生素、水果汁，每天不超过 1 ~ 2 次，每次不超过 1 ~ 2 口。

部分母乳喂养

（1）高比例母乳喂养：母乳占全部婴儿食物的 80% 及以上的喂养。

（2）中等比例母乳喂养：母乳占全部婴儿食物的 20% ~ 79% 的喂养。

（3）低比例母乳喂养：母乳占全部婴儿食物的 20% 以下的喂养。

象征性母乳喂养

几乎不提供热量的母乳喂养。

母乳具有增进婴儿免疫力的作用

1. 母乳中含有免疫球蛋白A，尤其以初乳为高，在胃中稳定，不易被消化，可在肠道发挥作用，有抗肠道感染及抗过敏的作用。

2. 母乳富含乳铁蛋白，对铁有强大的螯合能力，可抑制细菌生长，有杀菌、抗病毒、抗炎症和调节细胞因子的作用。

3. 母乳富含双歧因子，可促进乳酸杆菌生长，抑制大肠杆菌、痢疾杆菌、酵母菌的生长，减少肠道感染。

4. 母乳富含溶菌酶、补体、低聚糖等，对预防小儿肠道及全身感染均具有一定的作用。

5. 母乳富含各种免疫活性细胞：巨噬细胞、粒细胞、B淋巴细胞、T淋巴细胞，可释放多种细胞因子而发挥免疫调节作用。

母婴添加补充食品的医学指征

母亲方面：母亲患严重慢性疾病（如精神病、子痫、严重心脏病、休克、HIV感染者等）；母亲在使用哺乳期禁用的药物（如抗癫痫药、抗精神药、类固醇、磺胺及抗生素等）。

婴儿方面：极低体重或早产儿，严重未成熟有潜在性低血糖或低血糖，患先天性代谢性疾病（如苯丙酮尿症、半乳糖血症等），婴儿脱水母乳不能满足液体时。

牛乳不适合婴儿的原因

乳糖含量低：牛乳的乳糖含量低于人乳，主要为甲型乳糖，有利大肠杆菌的生长。

营养素比例不当：牛乳蛋白质含量较人乳为高，且以酪蛋白为主，酪蛋白易在胃中形成较大的凝块；牛乳的氨基酸比例不当；牛乳脂肪颗滴大，缺乏脂肪酶，较难消化；牛乳不饱和脂肪酸低于人乳。牛乳含磷高，磷易与酪蛋白结合，影响钙的吸收。

肾负荷重：牛乳含矿物质比人乳多 3 ~ 3.5 倍，易使胃酸下降，不利于消化，增加婴儿肾脏的溶质负荷，对婴儿肾脏有潜在的损害。

缺乏各种免疫因子：牛乳缺乏各种免疫因子是与人乳的最大区别，故牛乳喂养的婴儿患感染性疾病的机会较多。

易导致一些疾病：因牛乳中含有 β 乳白蛋白和牛血清白蛋白，可导致一些婴儿过敏、腹泻、消化道出血或隐性出血。此外，牛乳易为细菌所感染，患传染病的机会较多。

配方奶粉

配方奶粉是以牛乳为基础，参照母乳组成成分而配制成适合婴儿生长发育所需的制品。其营养素成分尽量"接近"于人乳，适合于婴儿的消化能力和肾功能，如降低其酪蛋白、无机盐的含量等；添加一些重要的营养素，如乳清蛋白、不饱和脂肪酸、乳糖；强化婴儿生长时所需要的微量营养素如核苷酸、维生素 A、D、β 胡萝卜素和微量元素铁、锌等。使用时应按年龄选用。

合理的奶粉调配在保证婴儿营养摄入中至关重要。一般市售配方奶粉配有统一规格的专用小勺，重量比均为 1：7。

配方奶粉摄入量估计

一般市售婴儿配方奶粉 100 克供能约 500 千卡，婴儿能量需要量约为 100 千卡 /（千克·天），故需婴儿配方奶粉 20 克 /（千克·天）可满足需要。按规定调配的配方奶蛋白质与矿物质浓度接近人乳，只要奶量适当，总液量亦可满足需要。

冲调配方奶的步骤

洗手：在冲奶之前先用肥皂或洗手液清洗手，以免在喂奶过程中因手而把细菌传递到婴幼儿，使之受到病原菌的感染。

奶粉装入奶瓶：按月份加入正确数量平匙的奶粉，对准奶瓶将奶粉倒入奶瓶，要用专用的奶粉勺，在配制的过程中要注意卫生，避免开罐后过长时间造成污染。

冲奶粉：冲奶粉时，开水温度要保持在 40℃～50℃为宜，不要用滚烫的开水冲泡，因易结成块，造成婴儿消化不良。

摇晃奶瓶：冲泡好后，套上奶嘴，轻轻摇匀。

试奶水温度：将奶瓶倒置，把奶滴在手背上，感觉温度适宜，即可喂养婴儿。

水的添加

新生儿全身含水量占体重的 78%，1 岁时占 65%，健康婴儿每日消耗体液 10% ~ 15%，婴儿新陈代谢旺盛，水的需求相对较多，为 150 毫升 /（丅克·天），以后每 3 岁减少约 25 毫升 /（千克·天），婴儿每日 6 ~ 7 次小便，即提示水的摄入基本足够。

采用母乳喂养的婴儿，如果妈妈勤喝水，多喝汤，多吃新鲜的蔬菜和水果，母乳中的水分充足，婴儿就不需要额外喝水了。当然也要具体情况具体对待，如婴儿出汗多，妈妈又不爱喝水，就要考虑适当的给婴儿喝水。

采用配方奶的婴儿，因其对肾的负荷是母乳负荷的 3 倍左右，所以要给婴儿更多的水分。除了喂奶外，两次喂奶之间，要给婴儿 30 ~ 50 毫升的温开水，不仅利于婴儿的生理代谢，还可以清洁口腔。

哺乳的准备

大多数健康的孕妇都具有哺乳的能力，孕妇应充分了解母乳喂养的优点，树立母乳喂养的信心。妊娠后期要注意加强对乳房的保护，每日用清水擦洗乳头，以防止乳头皲裂及内陷，乳头内陷者用两手拇指从不同角度按捺乳头两侧并向周围牵拉，每日 1 到数次。

喂养方法

母婴同室，并按需喂养，不是严格按照规定喂乳次数和时间间隔，以婴儿吃饱为度。一般开始 1 ~ 2 小时哺乳 1 次，以后 2 ~ 3 小时为 1 次，逐步延长至 3 ~ 4 小时 1 次。哺乳前，对乳腺和乳头进行湿热敷 3 ~ 5 分钟，同时按摩乳房以刺激射乳反射。每次哺乳应尽量让婴幼儿吸奶到满足为止。通常在开始的 2 ~ 3 分钟内乳汁分泌极快，4 分钟时吸乳量约占全部乳量的80% ~ 90%，以后乳汁逐渐减少。婴儿获得足够乳汁的表现为：哺乳后立即熟睡 2 ~ 4 小时，每日至少解小便 6 ~ 8 次。

哺乳的姿势

一般采取坐位，哺乳一侧的脚稍抬高，抱婴儿斜坐位，其头、肩枕于哺乳侧的肘弯，另一手的拇指、食指轻夹乳晕两旁，手托住乳房，将整个乳头和大部分乳晕放入婴儿口中，哺乳结束后，轻压婴儿的下颌，将乳头拔出，然后将婴儿竖直、头部靠在母亲的肩上，手轻拍婴儿的背部。一般将婴儿保持于右侧卧位，以利胃排空，防止乳汁返流或吸入造成窒息。

婴儿的吸吮与吞咽

新生儿吸吮与吞咽功能主要靠吞咽反射完成，吸吮人乳时婴儿的嘴轻压乳头，舌、上颚对乳头的吸吮，使口腔产生 70 ～ 170 毫米汞柱的负压吸吮力，乳汁被向后推到咽部刺激吞咽。奶瓶喂养时婴儿吸吮奶嘴的压力低，易于吸出，婴儿通过颌和舌的前部挤压硬腭压出乳汁。足月儿吸 10 ～ 30 次停顿一次，吞咽：呼吸：吸吮以 1:1:1 的方式进行。2 月龄时吸吮动作成熟，4 月龄时吸、吮动作分开，可随意吸、吞，5 月龄时吸吮强，从咬反射到有意识的咬动作出现。婴儿吸吮－吞咽功能的发育经历从出生时的反射动作到 2 ～ 5 月龄时的有意识动作，婴儿进食固体食物提示主动吞咽行为发育成熟。

出现吐奶的原因

婴儿常出现吐奶，一方面可因过度喂养、不成熟的胃肠运动类型、不稳定的进食时间引起。因婴儿的胃略呈水平位、平滑肌发育尚未完善，充满液体后易使胃扩张，贲门和胃底部肌张力低，而幽门括约肌发育较好的消化道的解剖生理特点，使得 6 个月内的小婴儿常常出现胃食道反流。此外，喂养方法不当，如奶头过大、吞入气体过多时，婴儿也往往出现吐奶。

防吐奶的方法

防止婴儿吐奶最好的方法是帮助婴儿排嗝。具体方法：竖着抱起婴儿，轻轻拍打后背 5 分钟以上。此外注意不要让婴儿吃奶吃的太急，喂完奶后最好让婴儿竖立 20 分钟。一旦吐奶，应把婴儿的上身保持抬高姿势，以免呕吐物进入气管导致窒息。

断　奶

随着婴儿的逐渐长大，母乳已不能完全满足其生长发育的需要，同时婴儿的消化功能也逐渐完善，乳牙萌出，咀嚼功能加强，可逐步适应非流质饮食。断奶的具体时间无硬性规定，但一般主张 8 ～ 12 个月是断乳适当的时期。断乳需逐渐进行，需要一个过渡阶段。断乳前应逐渐添加辅食，为完全断奶做准备。避免因突然断奶而引起的消化功能紊乱、代谢失调以及营养不良。

断奶后婴幼儿咀嚼和消化能力仍有限，且有断乳后不适，此期合理喂养更为重要。注意保证足够蛋白质及热量的供给，选用营养价值高、易于消化的动物蛋白，以适应此期婴幼儿的消化能力。乳制品仍为此时其的重要食品，每天可供给 500 ～ 600 毫升，必要时也可增加。

总之在断乳前逐渐增加辅食及减少母乳量及次数，断奶后在适合其消化能力的基础上合理安排膳食，保证各种营养素的供给，是保证此期智力发育所必需的。

挤出母乳的保存

将挤出的母乳放入有盖子的干净玻璃瓶或母乳袋中，并且密封好，不要装满瓶子，因冷冻后母乳会膨胀，在奶瓶上写上挤奶的日期和时间。

保存时间：在25℃以下的室温6～8小时是安全的；在冷藏室可保存5～8天；冰箱冷冻库中可放3个月。

冷冻的母乳在冷藏室解冻但未加热，放在室温下4小时内就可饮用，或放在奶瓶隔水加热，但水温不要超过60℃，千万不能用微波炉解冻，否则会破坏母乳的营养成分。解冻的母乳不能再放回冷冻室冷冻。

乳母的合理膳食

婴儿的营养主要来自于母亲的乳汁，乳母的饮食及营养状况是影响泌乳的重要因素。母亲一定要保证饮食上就必须注意营养全面，来保证自己的乳汁充足、营养丰富，特别是蛋白质、脂肪、矿物质和维生素的含量要丰富。母亲营养不良，一方面会影响母亲健康，另一方面会严重影响乳汁的质和量，进一步影响婴儿。如乳母蛋白质及热量摄入不足，会使乳汁中蛋白质含量降低，乳汁分泌减少。因此在膳食中应用营养价值比较高的食品，除食用谷类食物外，应经常食用肉、鱼、禽、蛋、奶等高等蛋白、高热能的动物性食品。并注意合理调配，以达到合理膳食的目的。乳母应该避免辛辣、酒等刺激性食物的摄入以免通过乳汁影响婴儿。

乳母的食物搭配：主食 500 克，肉类 100 克，蛋类 50 克，奶类 200 ~ 400 克，豆类及制品 100 克，新鲜蔬菜、水果 500 克（其中绿叶蔬菜不少于 250 克）。

蛋白质的来源：瘦肉、鱼、虾、鸡蛋、豆制品等。

钙的来源：牛奶、蛋类、贝壳类、豆制品。

铁的来源：肝、蛋黄、牛肉、鲤鱼、虾、绿色蔬菜、香菇、黑木耳等。

维生素的来源：糙米、小米、玉米、黑米、豆类、蔬菜、水果。

多食用汤水，肉汤、骨头汤、鸡汤、鱼汤和粥类，促进乳汁分泌。

此外，烹调方式多用煮和炖，少用油炸。

妈妈感冒期间要不要继续喂母乳

如果妈妈感冒不严重，妈妈可以多喝开水或服用感冒清热颗粒冲剂。妈妈感冒时，早已通过接触把病源带给了婴儿，即使停止哺乳也可能会使婴儿生病，相反，坚持哺乳，可以从母乳中获得相应的抗病抗体，增强抵抗力。当然，当妈妈感冒很重时，应尽量减少与婴儿的面对面的接触，可以戴口罩。如妈妈要服用其他药物时，应严格按照医嘱。

婴儿食物的选择

婴儿的食物应该是易于吸收、能满足生长需要、又不易产生食物过敏的食物。4 ~ 6个月龄的婴儿体内贮存铁消耗已尽，选择的食物应给婴儿补充铁营养，如含铁的米粉、蛋黄等。7 ~ 8个月龄后逐渐添加动物性食物，如瘦肉、鸡蛋、鱼泥、豆制品等。此外，应选择新鲜的蔬菜、水果，以补充各种维生素和矿物质。选择的食物应以当地食物为基础，此期乳类仍为婴儿营养的主要来源，应保证600 ~ 800毫升乳类。

婴幼儿要少食盐

盐不仅可以维持机体渗透压的平衡，也是体内各种消化酶的重要组成成分。胎儿12周末，虽已能形成尿，但此时主要通过胎盘来完成机体的排泄和调节内环境稳定。新生儿出生以后，立即可以排尿。但最初几天，因摄入乳量不足，尿量比较少，每天约5 ~ 6次，1周后逐渐增多。新生儿的肾脏发育不成熟，肾小管短，发育不良，容量少，只能维持正常情况下的需要，调节、浓缩能力也比较差，滤过率低不能有效的排出过多的水分和溶质，因此处理水和电解质时容易发生紊乱，尤其是排泄钠盐的功能不足。因此，新生儿多吃咸食势必增加肾脏负担，大量钠潴留血液中，使腿部浮肿，也会增加心脏负担。吃盐过多，还是导致上呼吸道感染的诱因，高盐饮食可使口腔唾液分泌减少，溶菌酶亦相应减少，有利于各种细菌、病毒在上呼吸道的生长。新生儿饮食中不能加盐，喝牛奶的婴儿，大便多数比较干燥，可以多喂些温开水，但水里也不可加盐。

婴幼儿要补充维生素 D

母乳虽然是婴儿最好的食品，但母乳中的维生素 D 含量是少的。维生素 D 主要的生理作用是调节钙磷代谢，它可以促进肠道对钙磷的吸收，可以促进钙磷在骨中的沉积，有利于骨的生长。维生素的来源分内源性和外源性两种，内源性的主要是皮肤中 7- 脱氢胆固醇在日光中紫外线照射下经光合作用转化为胆骨化醇，是人类维生素 D 的主要来源。外源性的主要从食物中来，特别是浓缩鱼肝油中含量较多。

出生的新生儿很少晒太阳，而人奶含维生素 D 较少，不能满足每日的需要量，影响生长发育。为了防止小婴儿患佝偻病，在新生儿出生半月时，必须加服鱼肝油。否则会因为没有充足的维生素 D 及钙剂而造成钙磷代谢失常，使体内钙盐不能正常地沉着在骨骼的生长部位上，骨骼发生病变，出现畸形。同时，还影响神经系统、肌肉系统、造血系统、免疫系统的功能。但是维生素 D 也要适量，不能过多服用，否则会引起持续高血钙症，继而钙盐沉积于各器官组织，则引起相应器官组织受损。

常用的果水和菜水

苹果汁

原料：苹果 1 个，温开水适量。

做法：选熟透的苹果，将苹果洗净，去皮，去核，切片，把苹果用擦板擦成泥状，用纱布挤出汁，以 2 倍的比例向果汁中倒入温开水，调匀即可饮用。或用榨汁机直接榨汁，再用温水调匀。

功效：苹果含有多种维生素、矿物质和微量元素，可补充人体足够的营养。

橘子汁

原料：橘子 1 个，清水适量，白糖适量。

做法：将橘子外皮洗净，切成两半，将半个置于挤汁器盘上旋转几次，果汁即可流入槽内，过滤后，加入 1 倍的水，并加少许白糖，即可饮用。

功效：橘子含有丰富的维生素 C。

番茄汁

原料：番茄 1 个，温开水适量，白糖适量。

做法：将成熟的、新鲜的番茄洗净，用开水烫软后去皮，切碎，将切碎的番茄用纱布包好，挤出番茄汁，放入白糖，再加适量的温开水，调匀即可饮用。

功效：番茄含有丰富的维生素、矿物质、糖类等，具有生津止渴的功效。

西瓜汁

原料：西瓜 1 个，温开水适量，白糖适量。

做法：将成熟的、新鲜的西瓜皮洗净，将西瓜切开，取出西瓜瓤，去籽，用纱布包好西瓜瓤，挤出汁，放入白糖，再加适量的温开水，调匀即可饮用。

功效：西瓜清热利尿，含有丰富的维生素、矿物质、糖类等，可以给婴儿提供丰富的营养。

山楂水

原料：山楂片 50 克，水适量，冰糖适量。

做法：将山楂片洗净，把山楂和冰糖放入杯中，加沸水冲泡，盖上盖子焖 10 分钟，放温搅匀即可饮用。

功效：山楂健脾消食，生津止渴，可增强食欲。

青菜水

原料：青菜 50 克，清水适量。

做法：将青菜洗净，浸泡 1 小时，捞出切碎，锅中加清水，煮沸后把碎菜放入锅内煮 5 分钟，熄火后再焖 10 分钟，待放温时去渣取汁，即可饮用。

功效：青菜含有钙、铁、磷、维生素 C、胡萝卜素等，可提供多种营养素。

胡萝卜水

原料：胡萝卜 50 克，清水、白糖适量。

做法：将胡萝卜洗净，切丁，放入锅中加清水煮，煮 15 分钟至烂熟，用纱布过滤去渣取汁，在汁中加入适量白糖，即可饮用。

功效：胡萝卜含有丰富的胡萝卜素。

4 ~ 6个月宝宝的味觉发育，开始添加辅食

宝宝需要的营养

母乳和辅食共同养育健康宝宝

无论是成人、老人、孩子、婴儿，甚至胎儿，为了维持正常的生理需求，每天必需的营养元素多达 40 余种，但是每个阶段的人所需营养元素的量是有所不同的，对于宝宝也就尤为明显。4 ~ 6个月的宝宝开始，单纯的母乳或者配方奶逐渐无法满足他的成长需要，辅食便成为了宝宝生长发育必不可少的营养来源。因为母乳和辅食的营养相互补充，才可以让宝宝获取更全面的营养，满足宝宝生长发育的需求。

宝宝学会了吞咽

在宝宝的成长过程中，哺乳反射消失开始消失，开始学会吞咽，我们可以尝试用勺子把食物放到宝宝的下嘴唇边上，宝宝就可以在闭上嘴唇的时候，用上嘴唇把食物裹进嘴巴里，然后通过下唇向嘴巴里边运动完成吞咽。由于吞咽功能的逐步成熟和加强，给宝宝提供了能够适应泥糊状食物的机会，也就为宝宝辅食的初次添加奠定了基础，同时也为宝宝开启了一条从

辅食中获取生长发育所必需的营养物质的通道。

宝宝的味蕾开始发育

味蕾作为味觉感受器，当宝宝吃东西时，由于舌头、唾液的搅拌，会使味蕾受到不同味程度、不同食物的刺激，然后这种刺激信息就会传送到大脑味觉中枢，如此就产生了味觉，宝宝就可以品尝出不同食物的各种滋味。

宝宝的味蕾就和宝宝的身体一样，也在不知不觉中非常迅速的发育着。出生第2天的婴儿就有味觉能力，1个月左右的时候，当我们把带有甜味的果汁滴到宝宝嘴边时，他们就会高兴的吸吮起来，我们还可以看到他们轻松、愉快的表情；但对咸、酸或苦味液体则会表现出皱鼻子、噘嘴和不规则的呼吸等拒绝排斥性的反应，这就说明宝宝已经可以辨别甜味，甚至对苦味、酸味也有所反应了。宝宝在出生5个月以后，舌头上便开始慢慢形成能够感觉到味道的小突起，这就是味蕾。

4～6个月这个时期正是宝宝味觉发育和功能完善最迅速和关键的时期，宝宝对所品尝食物味道的任何一点微小改变，都会表现出非常敏锐的反应并留下深刻的"记忆"。由于味蕾的发育使这个阶段的宝宝能比较明确而精细地区别出每种食物的酸、甜、苦、辣、咸等各种不同的味道，再加上宝宝消化功能的日趋成熟，及时的添加辅食就是非常必要的了。

关键营养及时补充

对于一些关键性的营养素，尤其是对于宝宝的生长发育和智力发育起着举足轻重作用的营养物质，要给宝宝及时补充，如果缺乏，不但影响宝宝的身体发育，还可能因为营养缺乏导致宝宝出现智力发育缓慢。这个时期有的宝宝，如果长时间的采用纯母乳喂养的单一喂养模式，而没有及时添加辅食，慢慢会导致宝宝缺乏微量元素以致营养不良影响宝宝生长。

补充铁元素预防宝宝缺铁性贫血

妈妈一般会认为母乳量充足就认为可以完全满足宝宝需求，从而延迟辅食添加时间，殊不知，母乳含铁量其实很低，每 100 克母乳含铁量一般不超过 0.5 毫克，随着宝宝的生长需求的提高，纯母乳喂养时间越长，孩子发生缺铁性贫血的可能性就越大，据统计，实行纯母乳喂养的儿童贫血发生率为43.93%。因此，一定要及时为宝宝添加辅食，尤其补充含铁丰富的饮食。

铁是宝宝的造血原料之一，可以治疗并预防宝宝出现缺铁性贫血，促进宝宝生长发育，提高宝宝抵抗疾病的能力。宝宝出生后体内储存的铁一般能维持 3～4 个月所需，等到出生6 个月之后，从母体得来的造血物质基本消耗，如果没有及时补充，很容易发生贫血，6 个月宝宝最常见的是营养性缺铁性贫血。如果宝宝仍然是母乳喂养，妈妈就要多补充含铁丰富的食物，这样也可以预防宝宝出现缺铁性贫血。一般情况下，宝宝每天从食物中获得 10 毫克的铁就够了，适当添加含铁丰富的食物就能满足宝宝每日所需，7 个月之前的宝宝可以添加含铁的米粉、鸡蛋黄、鱼泥等都是膳食铁的良好来源，且吸收率高，同时辅助添加一些绿叶蔬菜如油菜、菠菜、生菜等，加工成蔬菜泥喂养宝宝，虽然蔬菜铁剂含量不高，吸收也不理想，但是蔬菜中含有的丰富的维生素 C 可以促进铁的吸收。

维生素 C 让宝宝更健康

维生素 C 是宝宝健康生长的必需营养素之一，它可以使难以吸收利用的三价铁还原成二价铁，促进肠道对铁的吸收，提高肝脏对铁的利用率，有助于治疗缺铁性贫血治疗；除了帮助吸收铁质，维生素还能分解叶酸，防止牙龈萎缩、出血，并能预防坏血病的发生。白细胞含有丰富的维生素 C，当细菌感染时白细胞内的维生素 C 急剧减少，所以维生素 C 可提高机体的杀菌能力和免疫力，对宝宝感冒有不错的预防效果。

由于维生素 C 是水溶性维生素，所以食用的安全性较高，不过也因为维生素 C 的水溶性使它加工时很容易丢失，因而给宝宝制作食品时要选用新鲜的水果、蔬菜。猕猴桃号称是维 C 之王，苹果中的维生素 C 是心血管的保护神，1 个橘子就几乎满足人体每天所需的维生素 C 量。樱桃、番石榴、柿子、芥蓝、菜花、红薯含维生素 C 也很丰富。

健康的骨骼和牙齿离不了钙剂

钙是人体中含量最多的矿物质，是宝宝骨骼和牙齿的重要组成成分，能够帮助构建宝宝骨骼和牙齿并维持骨骼的强健，同时也可以调节激素水平。4～6个月的宝宝正是骨骼迅速生长的时候，同时也是一些宝宝开始萌出乳牙的时候，当然对钙的需要量就比成人多。如果宝宝缺钙就很可能导致乳牙晚出，或者长牙的次序混乱，牙齿的釉质粗糙。

缺钙也会影响宝宝的神经系统发育

有些宝宝晚上睡觉不踏实，甚至老在夜间啼哭，或者出现多汗、枕秃等现象，其实，这就是因为宝宝缺钙，如果宝宝的钙摄入量充足，夜间的睡眠就会得到有效改善，上述症状也会缓解。另外因为宝宝的大脑神经系统发育尚不成熟，控制能力较差，一旦缺钙就会引起睡觉时容易出现夜惊现象，这样对处在神经系统发育时期的宝宝来说非常不利。因此，保证充足的钙对宝宝的重要性就非同小可。

维生素 D 是钙剂的好伴侣

对于宝宝来说，牛奶和奶制品都是补钙的最佳选择，因为奶制品是目前被公认的含钙质最丰富的食品，而且吸收率也很高。另外，添加辅食时，各式各样的坚果、豆类及其制品、虾米、虾皮、海带、紫菜等海产品都是钙源丰富的食物，另外蔬菜、水果也含有少量的钙，在给宝宝添加辅食时都可以适时加入。因为母乳是天然钙剂，其中钙和磷的比例最适合宝宝吸收，处于哺乳期的妈妈可以多进食含钙丰富的食物，从而提高母乳的含钙量，间接给宝宝补钙。这个阶段的宝宝一般每天需要 400 毫克的钙，每 100 克母乳中含钙 34 毫克左右。妈妈在为宝宝补钙的同时一定要为时补充维生素 D，以便促进钙质更好的吸收。宝宝皮肤内储存的 7- 脱氢胆固醇经过光化学作用也是可以转化为维生素 D 的，而且经过阳光照射体内合成的维生素 D 也是最安全的。如果单纯给宝宝补钙而没有维生素 D 的辅助，钙质就没有办法被吸收到血液输送到骨骼，不能满足宝宝骨骼的生长发育。

血钙值正常的宝宝也要适量补钙

辅食添加初期，有些妈妈因为担心宝宝营养缺乏，会在这个阶段给宝宝测微量元素，而且认为只要血钙水平在正常范围内就不需要给宝宝额外添加钙剂，其实这种观点是不正确的。因为宝宝在早期缺钙的时候，如果没有及时补充钙剂，即使血清里的钙浓度不够，机体也会通过一系列的调整，使血清钙保持在正常范围，而为血清提供钙的就是骨骼。骨骼为了使血清钙维持在正常范围而把自身的钙质贡献出来了，所以在这个时候查血清钙，钙的浓度是正常的，而真实的情况是宝宝骨骼缺钙。对处于骨骼迅速发育的宝宝来说，长久的骨骼缺钙状态，很可能会导致佝偻病的发生。所以妈妈不能单纯依靠微量元素检查结果，一定要根据自己宝宝的生长需求来适量为宝宝补充钙剂。

叶酸被称为"造血维生素"，其最重要的功能就是制造红细胞和白细胞，增强免疫能力，是宝宝发育不可缺少的物质，宝宝因生长迅速，从而使机体对叶酸的需求增加。如果宝宝体内缺乏叶酸，主要表现就可能患上"营养性大细胞性贫血"，其次就是引起宝宝消化系统的不良反应，常见食欲减退、腹泻、逐渐消瘦，或者出现舌炎以及口角、口腔黏膜小溃疡等，有时可并发维生素 B_1 缺乏而表现末梢神经症状。当然叶酸也具有促进宝宝神经细胞和脑细胞的分裂和繁殖的作用，所以为宝宝适量的添加叶酸不仅可以预防贫血、促进食欲、加强宝宝脑细胞的生长发育，还可以提高宝宝智力。4 ~ 6 个月的宝宝每天叶酸的适宜摄入量为 85 微克，叶酸广泛存在于自然界，特别在新鲜绿叶蔬菜如菠菜、油菜、小白菜等，橘子、梨、香蕉、柠檬等新鲜水果中含量最多，宝宝每日的菜泥、果泥的添加就能满足其这个阶段的需求。

辅食添加的要点

宝宝从 4 个月开始，除了母乳或者配方奶喂养以外，适应从流质食物向半流质食物的过渡。可以开始添加一些菜泥、果泥甚至鱼泥，来及时补充体内所需的营养素。虽然 4 ~ 6 个月的宝宝饮食还是以母乳或配方奶为主，但是辅食添加的意义却关系到宝宝的健康成长，为了宝宝全面吸收营养，也为日后宝宝正常进食奠定基础，妈妈不要忽视辅食的均衡搭配喂养，要有意识的给宝宝添加辅食。

辅食添加的基本原则

　　4 ~ 6 个月的宝宝需要逐渐熟悉、适应各种食物的味道和感觉，最开始添加辅食的时候主要以流质及泥糊状食品为首选，最初可以添加米粉（可用母乳、配方奶调配）、蔬菜泥，然后是兑水的水果汁到喝原汁，最后再给宝宝添加果泥。最初给宝宝添加辅食，添加的量要从少量开始，开始只给宝宝喂 1 匙，辅食的质地要由稀到稠，比如在给宝宝喂稀粥之前，最好先喂宝宝稀粥沉淀之后的米汤，如果宝宝没有异常反应然后再喂稀粥；宝宝已经完全适应粥的味道之后，妈妈就可以添加汤汁、泥糊类的食物了，不过一定要遵循先添加汤汁再添加泥类的原则，可以给宝宝先喂食菜水、果水，然后逐步过渡到菜泥、果泥。辅食添加要循序渐进，由一种到多种，开始不要多种食物混合添加，等宝宝口感或胃肠道适应了一种饮食之后，再增加其他新的食物，让宝宝有一个逐步适应不同辅食的过程。食用后 2 ~ 3 天后如果宝宝活泼、爱吃，消化、吸收得很好，没有出现腹泻、呕吐、嘴角红斑等不良反应，就说明宝宝基本适应了添加的食物，以后再逐渐慢慢加饭量和种类，最后就可以把碎菜叶或者是菜泥加在米粥里喂食宝宝。

辅食添加后宝宝需要的奶量

宝宝添加辅食后，母乳、配方奶或奶制品仍然是宝宝的主要食品，宝宝每日饮奶量一般约为 600 ~ 800 毫升，每日的总量控制在 1000 毫升以内。这个阶段，妈妈可以逐步固定宝宝的喂奶次数，一般每隔 4 小时喂 1 次，以每日哺乳 5 次为宜。

餐具选择也重要

妈妈为宝宝制作辅食的时候，不仅仅要考虑宝宝的营养搭配、如何促进宝宝的食欲，餐具的选择也是很重要的。开始给宝宝喂辅食最好就用小勺，即使是流质的菜水、果水最后也不要放到奶瓶里让宝宝吮吸；给宝宝盛放食物的餐具也要准备宝宝专用的，因为大人用的餐具往往又大又重且花色单一，无论从式样还是使用上都不适合宝宝，用这样的杯或碗盛装果汁或菜泥，不但影响宝宝的食欲而且大人用的餐具相对于宝宝来说本身就有许多弊端，比方说不锈钢制的勺子、叉子比较尖锐，宝宝使用不当容易让宝宝的嫩、薄的口腔黏膜造成损伤。所以就要为宝宝选择大小合适、质地较软的勺子。开始时，只在小勺前面舀上少许食物，轻轻地平伸小勺，放在宝宝的舌尖部位上让宝宝品尝，然后撤出小勺。要避免小勺直接进入口腔过深或用勺压宝宝的舌头，强迫宝宝吞咽，这样反而会引起宝宝进食的反感，导致宝宝日后喂养困难。

辅食添加初期不添加咸味的饮食

宝宝长到 6 个月以后，逐渐开始对有咸味的食物感兴趣，但是这个阶段不建议给宝宝添加有盐的成分的辅食，如果妈妈过早的添加了有咸味的或者其他刺激性的味道的辅食的话，这些过重的口味刺激会导致宝宝味蕾反应迟钝，长期接受过重口味刺激很容易导致以后挑食偏食，那么日后很有可能导致宝宝对其他味道的辅食不感兴趣，造成宝宝营养不良，将影响到宝宝一生的健康成长。

添加辅食谨防宝宝过敏

6 个月左右的宝宝因为妈妈可以添加鱼泥或虾泥等海产品类的饮食，来补充宝宝需要的营养，不过添加海产品之前要注意，4 ~ 6 个月的宝宝是事物发生过敏的高发阶段，如果宝宝体质属于敏感型，也就是宝宝容易反复出现湿疹或者宝宝添加某种食物后出现嘴角红斑、喘、甚至出现荨麻疹，对于这类宝宝来说，可以从添加最不容易引起过敏的婴儿米粉开始，或者烂粥等淀粉类食物，一些较易引起过敏反应的食物如蛋清、蘑菇、鱼泥、虾泥等海产品，应在 1 岁以后再尝试给宝宝提供，以免引发或者加重宝宝过敏症状，也为今后如何给宝宝安排辅食带来困惑。在给宝宝试食一种新的辅食时，常有拒食、不合作等表现。通常，这是宝宝的防御本能，可停喂2～3天后之后再试着喂给宝宝，如果宝宝仍然持续拒绝某种食物，妈妈也要考虑是否有食物过敏的可能。

宝宝每添加一种新的食物，要在前一种食物食用后，宝宝没有出现任何异常之后进行。宝宝尝试辅食开始要一样一样分类添加，一旦出现过敏现象，就要立即停止喂食这种食物一段时间，切记多种食物一次混合性添加，不能明确引发宝宝过敏的饮食；而且妈妈也不要因为想排除过敏饮食，短时间之内反复添加这类食物，以免引起宝宝过敏反应加重。

良好的饮食习惯，从第一次抓起

妈妈在第一次给宝宝喂食时就要养成以宝宝为中心的好习惯，不要在喂食时逗宝宝或者转移宝宝的注意力，如果宝宝不想吃，就不要强迫他，也没有必要一定按书本上的标准给宝宝规定一餐要吃多少，吃哪种食物，要根据宝宝自己的食欲、喜好情况添加适合自己宝宝的辅食就可以。

不健康的辅食不添加

一般来说，宝宝都喜欢稍微有甜味的食品，但是在辅食添加过程中，一些像乳酸饮料之类的饮品，虽然宝宝喜欢接受，但不能为宝宝提供必需的营养反而有可能引导宝宝养成不健康的饮食习惯，所以不要因为宝宝愿意接受，就为宝宝随意添加那些无益健康或可能存在危险的食品。另外，还有一些可能引起宝宝哽噎甚至窒息的食物，即使在有成人看管的情况下，也不要给宝宝喂食，如葡萄、樱桃或浆果、奶酪等。

制作辅食的要点

口味淡的饮食才健康

妈妈在为宝宝制作食物的时候，除了辅食要呈泥糊状、滑软、易咽，还要注意不要加任何调味剂（如盐、味精、鸡精、酱油、香油、糖等），尤其甜味的食品对于这个时期的宝宝是有极大诱惑力的，不过一开始时制作辅食也不应该给宝宝添加吃甜味，因糖会阻碍铁质的吸收。由于这个阶段的宝宝，味蕾还没有发育成熟，如果用这种咸味或者甜味的调味剂使宝宝的味觉被激发出来，以后淡味的东西就不太容易被宝宝接受。开始最好给宝宝选用淡味和纤维少的蔬菜，蔬菜放入锅中用水煮透、碾碎，不要加任何调味料直接给宝宝食用，也可以将土豆、红薯等容易煮软、捣碎的淀粉类食物，用蔬菜汤或者汤汁调好直接食用。这样可以让宝宝全面吸收同时充分补充营养，还能建立良好的饮食习惯。

方便食品少营养

一些罐装或者方便食品，例如罐装八宝粥、加工后的肝泥或者青菜等，妈妈最好也不要因为其制作辅食简单、便利而直接当给宝宝添加，更不要用八宝粥代替白米粥直接加入碎菜或菜泥喂食宝宝。为宝宝吃的肝泥、菜泥等辅食，妈妈最好要选择新鲜的原材料为宝宝亲自加工，现吃现做。虽然那些方便食品可口、制作方便，可是这些食品要么含有防腐剂要么就是经过高温加工，导致营养成分流失，不仅对宝宝消化系统有伤害，影响宝宝对食物口感的认知，而且也不能全面补充宝宝所需要的营养。

饮食加工卫生、保鲜很关键

给宝宝制作辅食时，除了不要添加任何调味品，辅食制作过程中还要讲究卫生，最好选用新鲜的食材，现吃现做，即使宝宝吃不了那么多，也不要留着下顿吃，宝宝使用的餐具要及时清洗干净，有条件的话可以定期消毒处理，制作泥糊状食物的用具要经常消毒，以防病毒入侵宝宝体内引起消化道疾患。合理的烹调方法在宝宝的辅食制作过程中也很重要，比如绿叶蔬菜存放 2 ~ 3 天，一些维生素就可损失 50% ~ 70%，由于过度加热或长时间水煮容易破坏食物中的维生素等营养，所以烹调不当也很容易造成营养的流失，要想留住比较充足的营养物质，妈妈在烹调时，在给宝宝制作辅食时就要适当的缩短食物的加热时间，要注意时间不能过长，一些新鲜的蔬菜可以直接食用，对新鲜水果可以榨汁、打果泥给宝宝吃，以确保食品中的维生素、矿物质等营养成分不被破坏。

常见辅食的制作方法

汤　料

菠菜、番茄、胡萝卜

蔬菜汤

材料：菠菜、胡萝卜、番茄各 30 克（也可以选择其他黄绿蔬菜），水适量。

制作方法：

1. 把所有蔬菜择洗干净，然后切成 1 厘米左右的小块，备用。

2. 锅内加水，加入切好的蔬菜，用大火烧开，煮沸后调小火，煮 20 分钟左右。

3. 用漏勺将煮过的蔬菜滤出后，将汤水过滤成清汤即成。

营养价值：蔬菜中含有大量水分，及多种矿物质、维生素和食物纤维，对宝宝的生理活动中起重要作用。其中维生素 C、胡萝卜素、叶酸在黄、红、绿等深色叶菜中含量较高，而且绿叶蔬菜的矿物质含量也很丰富。

海带汤

材料：海带 20 克（也可用紫菜），清水适量。

制作方法：

1. 海带洗净切成丝，浸泡在水中 30 分钟。

2. 锅内加入 400 毫升清水，放入泡好的海带用大火煮开。

3. 开锅前取出海带，等汤水变凉后，将汤水过滤成清汤即可。

营养价值：海带，富含蛋白质、脂肪、碳水化合物、膳食纤维、钙、磷、铁、胡萝卜素、维生素 B_1、维生素 B_2、烟酸以及碘等多种微量元素，可以提高宝宝的免疫力；食用紫菜蛋白质含量远远高于一般的蔬菜，尤其宝宝所必需的氨基酸还有丰富的维生素 B_{12} 以及被人们比喻为"脑黄金"的二十碳五烯酸有活跃脑神经的作用，促进宝宝大脑发育。

米汤

材料：大米或者小米 200 克，水 800 毫升。

制作方法：

1. 将大米或小米淘洗干净。

2. 将锅内水烧开后，放入淘洗干净的大米或者小米。

3. 煮开后改用文火煮成烂粥，取上层清米汤即可食用。

营养价值：米汤汤味 2 香甜，含有丰富的蛋白质、脂肪、碳水化合物及钙、磷、铁、维生素 C、维生素 B 等。

水、汁类

菜水

材料：油菜 500 克，清水 500 克。

制作方法：

1. 将新鲜的油菜洗净，切碎。

2. 锅内加入，碎菜，盖好锅盖烧开，稍煮取出油菜。

3. 用小勺将菜出菜汁，稍冷后，将水滤出不要带菜渣即可食用。

营养价值：油菜含有大量胡萝卜素和维生素 C，有助于增强机体免疫能力。油菜所含钙量在绿叶蔬菜中为最高对宝宝的生理活动中起重要作用，且容易被宝宝吸收。

番茄橘子汁

材料：番茄 500 克，橘子 500 克。

制作方法：

1. 将番茄洗净，用开水烫后去皮，再用消毒纱布包住番茄挤出果汁。

2. 将橘子外皮洗净，切成两半，用榨汁机榨出橘子汁。

3. 将做好的番茄汁和橘子汁混合即可。

营养价值:番茄含有丰富"番茄素"，有抑制细菌的作用；含的苹果酸、柠檬酸和糖类，有助消化的功能，橘子的维生素 C 含量很丰富，可以提高宝宝的免疫力。两种水果混合有助于提高宝宝口感。

胡萝卜山楂汁

材料：新鲜山楂 2 颗，胡萝卜 30 克。

制作方法:

1. 山楂洗净，每颗切成 3 ~ 4 瓣；胡萝洗净切碎。

2. 将山楂、碎胡萝卜放入炖锅内，加水煮沸，再用小火煮 15 分钟。

3. 将煮好的果水用纱布过滤后，除去杂质，取汁即可。

营养价值: 山楂富含有机酸、果胶质、维生素及矿物质等。尤其维生素 C 含量较高。与胡萝卜搭配可健胃消食生津，增进宝宝食欲。

苹果胡萝卜汁

材料：胡萝卜 1 根，苹果半个。

制作方法：

1. 将胡萝卜、苹果削皮洗净后切成丁。

2. 将切好的胡萝卜、苹果放入锅内加适量清水煮，约 10 分钟。

3. 将煮好的菜水用清洁的纱布过滤取汁即可。

营养价值：苹果含有丰富的糖、维生素和矿物质等大脑必需的营养素，而且更重要的是富含锌元素，有增进记忆、提高智能的效果。胡萝卜中含丰富的 β – 胡萝卜素，可促进上皮组织生长，增强视网膜的感光力，是促进生长发育的关键元素。

泥 类

蛋黄泥

材料：鸡蛋 1 个，水或奶 2 勺。

制作方法：

1. 将鸡蛋放入凉水中煮沸，中火再煮 5 ~ 10 分钟。

2. 剥壳取出蛋黄，加入水或奶，用勺调成泥状。

营养价值：蛋黄含有较高的胆固醇，还含有大量的胆碱、卵磷脂和丰富的维生素以及多种微量元素。特别是蛋黄中维生素 A、维生素 D 和维生素 E 与脂肪溶解后容易被机体吸收利用。

注：蛋黄添加开始先用小勺喂婴儿 1/8 个蛋黄泥，连续

3 天，如无大的异常，增加到 1/4 个，再连续喂 3 天；仍正常可加至 1/2 个，再连续喂 3 ~ 4 天；如果宝宝喜欢，最后可以喂 1 个完整的蛋黄。3% 的宝宝会对蛋黄过敏，起皮疹，腹泻等，就暂停喂蛋黄，等到 7 ~ 8 个月时再添加，不要因此就放弃。

菜泥

材料：新鲜的绿色蔬菜（菠菜、白菜等均可）10 克，牛奶 100 毫升，玉米粉 1/5 ~ 1/4 小匙。

制作方法：

1. 把青菜去根洗干净，将嫩叶部分切碎煮熟或蒸熟。

2. 把煮烂的碎菜捣烂成菜泥，放入开水锅中，边搅边煮。

3. 加入牛奶以及玉米粉水，继续加热搅拌煮成泥状即可。

营养价值：蔬菜中含有大量水分，及多种矿物质、维生素和食物纤维，其中维生素 C、胡萝卜素、叶酸在黄、红、绿等深色叶菜中含量较高。对宝宝的生理活动中起重要作用。

胡萝卜泥

材料：胡萝卜 10 克，水 2 勺。

制作方法：

1. 将胡萝卜洗净，放入蒸屉或沸水中。

2. 将煮软的胡萝卜剥皮，用勺碾成细泥，再加水拌匀。

营养价值：胡萝卜富含糖类、胡萝卜素、维生素 A、维生素 B_1、维生素 B_2、钙、铁等营养成分，有助于宝宝增强机体免疫力，改善营养不良的症状。

注：胡萝卜泥中可以加一点植物油，不光口感好，而且有利于胡萝卜素的吸收。

茄子泥

材料：嫩茄子 200 克。

制作方法：

1. 将茄子洗净，然后切成 1 厘米的细条。

2. 把茄条上蒸屉 10 分钟蒸烂，将蒸烂的茄子用滤网挤成茄泥。

营养价值：茄子是少有的紫色蔬菜，它含多种维生素以及钙、磷、铁等矿物质元素。特别是含有丰富的维生素 P，有增强毛细血管壁的作用。

注：茄子一定选择嫩的，老茄子的籽，不易吞咽，还可能造成气管异物。

土豆泥

材料：土豆 50 克，水 1 勺。

制作方法：

1. 将土豆洗净放入蒸屉或沸水中。

2. 将土豆蒸软，剥皮。

3. 用勺碾成细泥后加水拌匀。

营养价值：土豆含有丰富的 B 族维生素及大量的优质纤维素，泛酸，还含有微量元素、氨基酸、蛋白质、脂肪和优质淀粉等营养元素，有助于宝宝成长。

菜花泥

材料：菜花 1 小朵，牛奶 1/3 勺。

制作方法：

1. 将菜花洗净，切碎放入沸水中。

2. 菜花煮软后，过滤掉水分，放入小碗用勺碾成细泥后加牛奶调匀。

营养价值：菜花含有蛋白质、脂肪、食物纤维、维生素及矿物质，其中维生素 C 含量极高，同时富含胡萝卜素，维生素 B_2。不但有利于宝宝的生长发育，更能提高宝宝免疫功能，增加抗病能力。

牛奶红薯泥

材料：红薯 100 克，奶粉 1 勺。

制作方法：

1. 将红薯洗净去皮蒸熟，用勺子碾成泥。

2. 将奶粉冲调好后倒入红薯泥中，调匀即可喂食。

营养价值：红薯蛋白质含量高，拥有人体所必需的全部氨基酸，可以补充谷类缺少的赖氨酸，而且还富含宝宝需要的维生素 A、维生素 C 及多种矿物质。

油菜泥

材料：油菜叶 3 片，米汤 2 勺。

制作方法：

1. 将油菜洗净后，放入沸水中煮烂。

2. 将煮烂的油菜捣碎并过滤。

3. 将油菜和米汤放入小锅中用火煮 5 分钟即可食用。

营养价值：油菜中含有丰富的钙、铁和维生素 C，是宝宝黏膜及上皮组织生长的重要营养源。

南瓜泥

材料：南瓜 20 克，米汤 2 勺。

制作方法：

1. 将南瓜削皮，去籽，放入蒸屉。

2. 将蒸熟后的南瓜捣碎并过滤。

3. 将南瓜和米汤放入锅内用文火煮 5 分钟即可。

营养价值：南瓜中含有丰富的锌，参与人体内核酸、蛋白质的合成，有助于宝宝生长发育。

苹果泥

材料：苹果半个。

制作方法：

1. 苹果洗净去皮。

2. 用小勺刮苹果肉，刮出细泥即可食用。

营养价值：苹果中含有多种维生素、矿物质、糖类、脂肪等，是构成大脑所必需的营养成分，有助于宝宝的生长发育。

香蕉泥

材料：成熟的香蕉 1/5 根。

制作方法：

1. 香蕉切碎放入小碗。

2. 用勺子将果肉压成泥即可食用。

营养价值：香蕉含有的糖分、蛋白质含量均高，维生素、矿物质也很丰富，热量也在水果中居高，且富含钾，为宝宝提供生长所需的能量，促进宝宝正常生长和发育，时促进肠胃蠕动，可清热润肠。

木瓜泥

材料：木瓜 300 克。

制作方法：

1. 木瓜用清水洗干净，切开外皮去籽。

2. 把果肉压成泥状即可。

营养价值：木瓜果实所含有的 17 种氨基酸中包括了全部人体必需氨基酸，并且比例接近人体蛋白；维生素 A 及维生素 C 的含量特别高，还含有丰富的木瓜酶、蛋白酶、柠檬酶、钙、磷等矿物质，有助于宝宝新陈代谢及促进消化。

猕猴桃泥

材料：猕猴桃 100 克。

制作方法：

1. 将猕猴桃用清水洗干净后去皮。

2. 将猕猴桃里面有籽的部分去除掉。

3. 将果肉压成泥状即可食用。

营养价值：猕猴桃被称为果中之王，含有宝宝生长必需的十多种氨基酸，以及钙、磷、铁等丰富的矿物质，还含有胡萝卜素和多种维生素，对促进宝宝健康具有重要的作用。

鱼泥

材料：鳕鱼50克，鱼汤、淀粉各适量。

制作方法：

1. 将鱼除去鳞、腮、内脏后用清水洗干净；把淀粉用水调匀备用。

2. 将收拾干净的鱼切成2厘米大小的块放入开水中加少量盐煮熟。

3. 将煮熟的鱼去皮，去鱼刺后把鱼肉放入碗中研碎。

4. 将研碎的鱼肉放入锅内加鱼汤煮开后，将调匀的淀粉倒入锅内，煮至糊状后即可食用。

营养价值：鱼肉中蛋白质含量丰富，其中所含必需氨基酸的量和比值最适合人体需要，因此，是宝宝摄入蛋白质的良好来源。

鸡汤南瓜泥

材料：鸡胸肉50克，南瓜20克，鸡汤适量。

制作方法：

1. 将鸡胸肉放入淡盐水中浸泡半小时，然后将鸡胸肉剁成泥，加入一大碗水。

2. 将南瓜去皮放入屉上蒸熟，用勺子碾成泥。

3. 把鸡肉汤熬成一小碗，用纱布将鸡肉颗粒过滤出去。

4. 将鸡汤倒入南瓜泥中，再煮3分钟即可。

营养价值：鸡肉富含蛋白质，也是铜与锌的良好来源，脂肪含量相对较低，南瓜富含钙、磷、铁、碳水化合物和多种维生素，二者搭配可以更好满足宝宝的营养需求。

米粉类

 米粉

材料：1匙米粉，温水适量。

制作方法：

1. 将1匙米粉加入3～4匙温水。

2. 用筷子按照顺时针方向调成糊状即可喂食。

营养价值：米粉是储存和提供热能，维持大脑功能正常运转的能源，也可以提供膳食纤维，调节脂肪代谢。

 鱼泥胡萝卜泥米粉

材料：罗非鱼50克，胡萝卜10克，米粉1勺。

制作方法：

1. 将罗非鱼，蒸熟，取出肉，将鱼刺全部除去，碾压成泥备用。

2. 将胡萝卜蒸熟，用小勺碾成泥状。

3. 将做好的少量鱼泥，连同胡萝卜泥一起拌在米粉里即可喂食。

营养价值：罗非鱼中蛋白质含量丰富，胡萝卜富含胡萝卜素、维生素 A、维生素 B_1、维生素 B_2、钙、铁等营养成分，粉可以增加膳食纤维。

粥　类

猪肉、菠菜、土豆

菠菜肉末粥

材料：新鲜猪肉 50 克，菠菜 20 克，土豆 20 克，米粥、高汤、香油各适量。

制作方法：

1. 菠菜洗净开水烫过后剁碎；土豆蒸熟去皮压成泥备用。

2. 将猪肉整块煮烂后再剁烂成末。

3. 将米粥、熟肉末、菠菜泥、土豆泥、及高汤放入锅内，小火烧开煮 5 分钟，加入香油即可食用。

营养价值：菠菜内含有大量的胡萝卜素，也是叶酸、核黄素、维生素 C、维生素 B_6、钙和镁等的极好来源。

牛奶蛋黄米汤

材料： 大米 200 克，水 600 毫升，奶粉 2 勺，鸡蛋黄 1/3 个。

制作方法：

1. 将大米淘净加水，放入锅内熬粥，取上面的米汤盛出 100 毫升备用。

2. 鸡蛋煮熟，取蛋黄 1/3 个研碎。

3. 将奶粉冲调好，放入蛋黄、米汤，调匀即可食用。

营养价值： 大米、奶粉富含蛋白质和钙质以及碳水化合物，蛋黄中还含有丰富的卵磷脂，对宝宝身体发育和大脑发育均有好处。

八宝粥

材料： 花生 10 克，黄豆 10 克，薏苡仁 50 克，红豆 10 克，糯米 10 克，红枣 10 克，莲子 10 克，桂圆肉 10 克，水 10 杯。

制作方法：

1. 花生、薏苡仁、红豆、黄豆洗净浸泡 5 小时左右，然后加水 10 杯，将之煮至软。

2. 加入糯米和红枣，继续煮 25 分钟。

3. 加入桂圆肉，莲子煮 20 分钟即可食用。

营养价值：此粥富含优质蛋白质、碳水化合物及钙、磷、铁和多种维生素，是宝宝补充蛋白质和钙质的良好来源。

7 ~ 9 个月宝宝的乳牙萌出，味觉敏感

宝宝需要的营养

6 个月以后的宝宝随着宝宝运动能力的更加发达，营养的全面补充依然是十分关键的，营养成分的配比也随之发生变化。7 个月开始妈妈们奶量虽然没有减少，但质量已经开始下降，营养成分无法满足宝宝的生长需求，因此这个时期给宝宝添加辅食，不仅能满足宝宝生长发育的需求，同时对宝宝的健康成长也是非常关键的时期。由于一般的宝宝在此期间开始萌出乳牙，宝宝辅食的性状可以逐渐向"粗"、"稠"过渡，也因为此阶段进入宝宝味觉的敏感时期，所以辅食的添加就更重要。

碳水化合物是宝宝生长的能源

碳水化合物不仅可以给宝宝提供活动所需的能量，还是构成宝宝细胞和组织的重要物质，同时还具有调节细胞膜的通透性、调节脂肪代谢、调节蛋白质微量元素平衡等生理功能，对宝宝的生长具有非常重要的促进作用。如果供给不

足，不但影响宝宝的生长，还可能引起蛋白质的缺乏，大米、小麦、玉米等谷类食物，坚果、胡萝卜、番茄等甜味蔬菜都含有非常丰富的碳水化合物。从 7 个月开始，宝宝对碳水化合物的需求逐步提高，因为其不仅是宝宝身体发育的能源物质，碳水化合物还具有维持脑细胞的正常功能的生理功能，7 ~ 9 个月的宝宝生长发育平均每日每千克体重需要 90 ~ 100 千卡能量，由碳水化合物所提供的能量应占总能量的 50% ~ 55%。一般来说，这个时段的宝宝每天有 50 ~ 100 克的碳水化合物消化、吸收，就能满足他们的生长需求。所以除了保证宝宝每天适量奶量的同时，还应该开始喂食煮得很烂的面条、烂米粥。

蛋白质的添加很重要

蛋白质是生命的物质基础，没有蛋白质就没有生命，人体的每一个细胞及所有重要组成部分都由蛋白质的参与，它是构成人体必需的具有催化和调节功能的各种酶和激素的主要原料，所以蛋白质对宝宝生长发育、新陈代谢的正常运转起着至关重要的作用，不仅在帮助宝宝提高免疫力、促进食物消化吸收等方面具有十分重要的作用，还在维持宝宝神经系统的正常功能、形成味觉、视觉、及记忆力方面具有极大的促进作用。

为宝宝再添加一些富含蛋白质的食物，如豆制品、瘦肉、蛋类、奶和大豆类及其制品都是优质蛋白质的良好来源。7 ~ 9 个月的宝宝每公斤体重每天需要 1.5 ~ 3 克蛋白质的补充，就可以满足生长需求。不过需要注意的是由于宝宝肠道发育不是非常完善，会使部分蛋白质进入血液，引起过敏反应。所以这些含蛋白质丰富的食物极有可能引起宝宝出现不适，添加的时候要根据宝宝的身体状况从少量、单一种类开始尝试。

辅食添加的基本原则

乳牙萌出，宝宝喜欢咀嚼食物

7个月的宝宝，已经开始逐渐萌出乳牙，初步具有一些咀嚼能力，再有消化酶分泌量逐渐增加，多种辅食在宝宝的胃肠内逐步被接受，所以能够吃的辅食种类越来越多，从现阶段开始，宝宝的身体每天所需要的营养素有几乎一半源自于辅食，辅食逐渐成为宝宝的主要食物来源，同时饮食也要逐渐向以一日三餐为主过渡，除了可以给宝宝添加蛋黄、碎菜之外，肉末、豆腐、鱼、肉等混合食品也是宝宝的营养饮食。因为乳牙的生长，宝宝初步有了咀嚼一些有"嚼头"食物的能力，适当给宝宝加点饼干、馒头、面包等固体辅食在补充营养的同时，对宝宝牙齿的生长也颇有帮助。

咀嚼能力增强，宝宝辅食种类增加

7个月以后母乳分泌开始减少，即使分泌充足，质量也逐渐下降，母乳的营养成分不能完全满足宝宝的生长，这时需要作好断奶的准备。也随着下颚和牙根的发育，宝宝口腔的容积开始扩大，容易活动食物，再加上舌头可以更灵活地上下运动，能够将食物压在上颚来把食物弄碎并吃下，再加上乳牙的辅助，宝宝因此具有比较好的咀嚼能力，同时消化能力的增强，也为宝宝添加更多种类的辅食奠定了基础。

宝宝母乳与辅食搭配的基本原则

宝宝随着辅食的增加，奶量应该相应减少，每天奶量可控制在 500 ~ 600 毫升，分 3 ~ 4 次喂食，随着月龄的增加，母乳喂养的次数要逐渐过渡到 2 ~ 3 次，9 个月左右喂奶次数可减少至每天两次，为了让宝宝适应断奶的过程，母乳可以安排在早上起床和晚上睡觉前，白天可逐渐停止喂母乳。辅食也要相对地增加，由 1 ~ 2 次增加到每天安排早、中、晚三餐辅食。

适合宝宝的辅食

从 7 个月开始宝宝辅食可以每天添加两次，食物也应该从泥状逐渐向糊状过渡，即辅食放入宝宝口中稍微含一下就能够吞咽，宝宝饮食的颗粒也可逐渐增粗，如蒸鸡蛋羹、碎豆腐、碎菜、肉末等；食物质地也由半流质食物逐步过渡到半固体食物，如煮粥的水分也可逐渐减少，用煮的烂烂的面条喂宝宝。

此时的宝宝消化道内的消化酶已经可以消化蛋白质，身体正处于生长发育的重要时期，需要各类营养供给充足，因此可适当的多添加些蛋白质类食物，如豆腐、鱼、瘦肉末等，适宜先喂容易消化吸收的低脂肉类如鸡肉、鱼肉，随着宝宝胃肠消化能力的增强和对辅食的适应，可以过渡到猪肉、牛肉、动物肝脏等肉类的添加。

随着宝宝乳牙的萌出，消化功能的强大，可适当添加一些相对较硬需要咀嚼的食物，如碎菜叶、烂面条、瘦肉末等，根茎类食物或者嫩的蔬菜等粗纤维食物如土豆、白薯等也可以做给宝宝吃，把苹果、梨等水果直接用小勺刮碎给宝宝吃。过了 9 个月，宝宝在吃鸡蛋时不再局限于只吃蛋黄，可开始尝试做鸡蛋羹让宝宝逐渐适应整个鸡蛋。

辅食的种类逐渐增加的同时，用量也可比上个月有所增加。通过让宝宝尝试多种不同味道的辅食，使宝宝逐渐适应各种食物的味道；可增加点心，如在早、午饭之间增加点饼干、面包等固体食物，补充些水果类食物。但一天之内添加的两次辅食不宜相同。

如把肉切碎和蔬菜混合，放在一起水煮、蒸熟或者熬烂，使菜混合了肉的香气，不仅营养丰富，还可以提高宝宝对蔬菜的接受度。

营养搭配的饮食宝宝爱吃

烂面条、稠粥等虽然都是宝宝很好的主食，为了宝宝的营养均衡，除了碳水化合物，一些宝宝生长必需的蛋白质、维生素也要适时添加。妈妈应该多给宝宝增加肉类、鸡蛋、蔬菜来满足宝宝的需求，可以在粥里加入肉末、碎菜、土豆、胡萝卜、蛋类等；给宝宝选择的蔬菜品种多样变化，可选西红柿、卷心菜、小白菜、菠菜等颜色鲜艳的蔬菜，让宝宝在视觉上有一个良好的印象，从而让宝宝喜欢蔬菜。

除了辅食的品种经常变换，妈妈要注意荤素搭配，将一些营养价值高的食物可以加入到宝宝的粥里，制作成豆腐粥、碎菜粥、或肉末粥、肝末粥等，既满足了宝宝的口味，又保证了宝宝营养需求。为了使宝宝健康成长，没有及时添加辅食的宝宝一定要在这时候给宝宝添加鸡蛋黄、动物肝脏等食物，1天只加1次，最好还可将香蕉、水蜜桃、草莓、葡萄等水果压碎磨成泥喂宝宝，对于味觉敏感时期的宝宝来说，如果依然依赖母乳喂养，日后的辅食添加就会非常困难。

满足宝宝自己动手吃饭的欲望

从8个月开始，宝宝常常开始有自己动手吃饭的欲望，妈妈饭前将宝宝的手洗干净，只要多加注意并善意的引导宝宝自己使用碗、勺子就可以，不要担心宝宝把餐桌或衣服弄脏，因为让宝宝自己独立进食，可以逐渐培养宝宝对食物的兴趣，也为宝宝顺利断奶做好铺垫。注意不要让宝宝边玩边吃，以免噎着宝宝。

宝宝进食的好习惯要继续加强

宝宝7个月以后，是培养其定时、定点吃饭的最佳机会，同时也可以利用此段时间继续培养宝宝良好的进餐习惯。宝宝最好不要坐在妈妈的腿上进食，而是选择固定的地方、位置进食，妈妈可以选择让宝宝坐在宝宝椅上吃食物，使用宝宝自己专用的小碗、小勺，即使宝宝吃饭的时候撒的到处都是，也要坚持让宝宝学会自己把食物放入口中，让宝宝逐渐明白只要坐在这个地方就是准备吃饭，如果宝宝拿着勺子只是玩耍而不是好好吃饭，妈妈就要拿走小勺，久而久之，宝宝看到这些餐具便会条件反射知道要吃饭了。

偏食的宝宝不用愁

宝宝 8 个月以后，对食物的偏好开始表现出来，为了给宝宝补充丰富的营养，辅食可以多样化，在喂养宝宝的时候要保证辅食既有蔬菜又有禽肉类，多种食物合理搭配，取长补短，充分利用。对于一些偏食不喜欢吃蔬菜的宝宝，妈妈可以把蔬菜加入汤、粥中或做成菜肉蛋卷等不能选择形式的食物。即使宝宝偏食，妈妈在努力的基础上也不要急于强行改变，有些宝宝现在不喜欢吃的东西，等宝宝大一些或到了幼儿期就不再挑剔了，妈妈要让宝宝有一个逐步适应的过程。

虽然这时的宝宝对营养的需求日益加大，但是宝宝可以从他们喜欢的粥或烂面等主食获得需要的能量，母乳或配方奶基本可以满足蛋白质的需求，所以像肉、蛋、海鲜类食物宝宝只要喜欢其中一种就不会营养失调。当然妈妈在保证满足宝宝的营养需求同时，也要考虑宝宝的食量，不宜过度喂养，因为进食过多反而可能会影响营养的吸收。

宝宝过敏仍然不可忽视

7～9个月的宝宝可以添加的辅食越来越丰富，然而他们的消化功能仍处于尚未完全发育成熟的阶段，所以妈妈在辅食添加过程中要掌握好自己宝宝的体质，对于一些很小的时候就会出现湿疹等皮肤过敏症状的宝宝，也就是敏感体质的宝宝，妈妈可适当延长母乳喂养时间，推迟添加辅食的时间，尤其要推迟使用易导致过敏的蛋白质食物。一旦食用了过敏性食物，速发型的过敏反应可以引起宝宝呕吐、腹泻，严重的甚至呕血、过敏性休克；迟发型的过敏反应也会让宝宝出现荨麻疹或者诱发哮喘。对于不是这种体质的宝宝来说，添加辅食也要注意没有添加过的新辅食，不要一次添加两种或两种以上，一天之内，也不要添加两种或两种以上的肉类食品、蛋类食品、豆制品或水果。

制作辅食的要点

宝宝的辅食如何添加调味品

有的妈妈认为适量添加些调味料，宝宝的口感会好一些能更容易接受，其实是没有必要的。宝宝的饮食习惯是从添加辅食时开始建立的，这个时期宝宝口味的形成对日后的饮食偏好有很大的影响。

盐的主要成分以钠为主，对宝宝来说需求量是很小的，一般的食物所含的钠，对宝宝来说足够了。这样，宝宝的粥或者烂面条里不赞成添加菜汤、肉汤或者酱油，因为上述辅料里都含有盐，尤其酱油的成分含盐量更高，添加在宝宝辅食里，容易让宝宝摄入过多盐量，宝宝的肾脏还没有发育成熟，不能将血液中的钠充分排出，盐摄入过量的直接后果，就是加重宝宝肾脏负担。

糖也是一样的，如果在辅食中添加过多的糖，一方面会导致宝宝养成爱吃甜食的坏习惯，同时，糖会给宝宝提供过多的热量，导致宝宝对别的食物的摄取量相应减少，胃口也变差，长期可能导致营养不良；其次，吃糖还容易损害宝宝乳牙。所以为这个时期的宝宝制作辅食时要应尽可能少放糖，不放盐、不加调味品，但可添加少量食用油。

蔬菜水果吃法有讲究

宝宝吃的蔬菜、水果最好选用一些应季的，新鲜的，食用前要先清水洗干净之后再切，以避免水溶性维生素溶解在水中。水果要在吃的时候削皮，不要为了方便提前加工，也就是要随吃随做，防止维生素在空气中氧化，不利于营养的补充；用蔬菜为宝宝制作辅食时一定要把其中较粗的根、茎去掉，最好选择慢火煮熟或者切碎后用沸水焯，这样才可以保证蔬菜的营养，减少维生素 C 的损失。

科学的烹调方法更能保证饮食营养

宝宝饮食的营养均衡全面，除了合理搭配烹调方法也非常关键，比如豆腐含有丰富的蛋白质、钙以及维生素 B_1、维生素 B_2、纤维素等帮助宝宝补充营养的物质，是宝宝饮食中不可缺少的成分；绿叶蔬菜和植物油中丰富的维生素 K 具有促进骨钙形成的强大功效。菠菜可是维生素 K 含量最高的蔬菜之一，如果在补充钙的同时增加维生素 K，可以大大提高补钙的效果，促进钙沉积入骨骼当中。富含钙和蛋白质的豆腐，加上富含钾、镁和维生素 K 的菠菜，正是补钙健骨的绝配，所以也是妈妈为宝宝选择的营养佳品。

如果直接将菠菜和豆腐一起吃，其中的钙和菠菜中所含有的丰富的草酸结合，两者就会合成草酸钙，而草酸钙是很不容易消化、吸收的，所以妈妈可以先将菠菜用沸水焯一下，这样不但蔬菜中的基本营养成分基本可以保持，还能够破坏影响钙吸收的草酸，所以宝宝吃的食物就是既营养又容易消化吸收的。妈妈用白菜或者青菜作馅蒸包子或饺子时，可以将菜中压出来的水，加些白水煮开，放入少许盐及香油喝下或者可以用这些菜水直接和面，这样就可防止蔬菜中的维生素及矿物质白白丢掉。

为宝宝制作营养完整的粥、饭

宝宝当前的主食主要以粥或者软饭为主，所以保证大米中营养的完整就非常重要了。为宝宝煮粥，最好挑选适合宝宝食用的优质大米，这类大米的营养成分保存较完整，流失较少；做之前，洗米的时候不要用力搓，时间不宜太长，洗2次就可以，并且不要浸泡太久，不要在流水下冲洗，也不要用热水冲洗，否则会造成蛋白质的流失。煮粥的时候不要放碱，做米饭的时候，要选择蒸饭或者焖饭的制作做法，尽量避免炒饭，这样可以最大限度地保存营养，以维持米中所含维生素 B_1 和 B_2 的高保存率。

常见辅食的制作方法

粥　　类

鸡肉菜粥

材料：大米 200 克，鸡胸肉 15 克，油菜叶 10 克。

制作方法：

1. 把油菜叶洗干净后，焯熟，切碎，备用。

2. 米淘净，酌加清水，文火熬至八成熟。

3. 将鸡肉加入粥中，待鸡肉煮软，加入油菜末，1 分钟后即可食用。

营养价值：菜中含有丰富的钙、铁、维生素 C 以及胡萝卜素，可以补充宝宝生长发育需要的多种微量元素。吃剩的熟油菜不要再给孩子吃，以免造成亚硝酸盐沉积。

鸡蛋肉泥豆腐粥

材料：大米 200 克，瘦猪肉 25 克，豆腐 15 克，鸡蛋半个。

制作方法

1. 将瘦猪肉用刀背刮出泥，豆腐研碎，鸡蛋去壳，取一半蛋液搅散。

2. 将大米淘净，加入适量清水，文火熬至八成熟时加入肉泥，继续煮。

3. 将碎豆腐和蛋液倒入肉粥中搅匀，旺火煮至全熟，调入少许食盐即可食用。

营养价值：猪肉含有丰富的优质蛋白质和脂肪，具有补肾养血的功效。

鸡肉末碎菜粥

材料：大米粥 1 小碗，鸡肉末 1 匙，碎青菜 1 匙，鸡汤、植物油少许。

制作方法：

1. 在锅内放入少量植物油，烧热，把鸡肉末放入锅内煸炒。

2. 放入碎菜，炒熟后放入白米粥煮开，加入鸡汤、适量植物油即可。

营养价值：鸡肉肉质细嫩，富含蛋白质，青菜富含维生素。

蔬菜鱼肉

材料：鱼白肉 50 克，海带 20 克，胡萝卜 20 克，米饭 100 克。

制作方法：

1. 将鱼肉放入蒸锅中蒸熟，碾压成泥。

2. 胡萝卜擦碎，海带洗净，切碎。

3. 米饭放入小锅中，加入水，烧开后，转小火煮 10 分钟，放入鱼泥、胡萝卜碎和海带碎，一起再煮 5 分钟。

4. 待粥煮至黏稠时，加入少许生抽调味，即可喂食。

营养价值：鱼肉富含蛋白质，蔬菜中富含维生素，补充宝宝所需营养元素。

鱼肉松粥

材料：大米 25 克，鱼肉松 15 克，菠菜 10 克，清水 250 毫升。

制作方法：

1. 将大米淘洗干净后加入清水熬成粥。

2. 菠菜洗净后用开水焯一下，切成碎末，与鱼肉松一起放入粥内。

3.将放入佐料的米粥小火熬 2 ~ 3 分钟即可。

营养价值：鱼肉富含蛋白质，有助于宝宝生长发育。

泥　类

鲜虾肉泥

材料：鲜虾肉 50 克，香油 1 克，精盐少量。

制作方法：

1.将鲜虾肉洗净，放入碗内，加水少许，上笼蒸熟。

2.加入精盐、香油、搅拌匀即成。

营养价值：虾含有丰富的蛋白质及矿物质，有助于宝宝生长发育。

奶味肉泥

材料：鸡肉泥 50 克，鲜橙汁 10 毫升，菠菜叶 3 片，胡萝卜 20 克。

制作方法：

1.将蔬菜叶、胡萝卜洗干净后切碎备用。

2.将鸡肉泥加少量水，用小火熬制，用食盐调味。

3. 另起锅加少量底油炝锅后，稍炒一下切碎的胡萝卜及蔬菜。

4. 将炒好的蔬菜倒入肉泥中，加橙汁，然后搅拌至熟。

营养价值：菠菜、鸡肉含有铁剂，橙汁含有丰富维生素 C，还可帮助肠道吸收肉、菜中的铁质，预防宝宝缺铁性贫血。

羹　类

蛋黄、豆腐青菜叶

鸡蛋豆腐羹

材料：蛋黄 1 个，豆腐 50 克，青菜叶 2 片。

制作方法：

1. 先将蛋黄煮熟放入碗中碾碎，青菜烫软后切碎，豆腐碾碎。

2. 将碾碎的蛋黄、豆腐与青菜一道拌匀，用盐调味并压成宝宝喜欢的形状。

3. 将蛋黄泥盖在豆腐泥上面，蒸 15 分钟即可食用。

营养价值：豆腐富含钙，蛋黄中富含铁，这道辅食可为宝贝补铁、补钙。

玉米、松仁羹

材料：新鲜玉米粒 10 克，松子仁 10 克，鸡汤 200 毫升，青菜叶 100 克，少量芡粉。

制作方法：

1. 将玉米粒、松子仁放入碗中碾碎，青菜叶洗净、切碎备用。

2. 将鸡汤烧开，放入碾碎的玉米粒、松子仁，煮 5 分钟。

3. 在煮熟的鸡汤中勾芡，最后撒入切碎的青菜叶即可食用。

营养价值：本品富含蛋白质、维生素等多种营养。

蛋黄蔬菜羹

材料：鸡蛋黄 1 个，菠菜叶 3 片，胡萝卜 20 克，水适量。

制作方法：

1. 蛋黄打散，与水混合，调稀。

2. 调好的蛋黄放入蒸笼中，用温火蒸 5 分钟。

3. 把菠菜叶和胡萝卜煮软切碎，放在蛋黄羹上调匀即可食用。

营养价值：鸡蛋黄中含有丰富的脂肪、卵磷脂、胆固醇、钙、磷、铁等，其中的卵磷脂有助于提高宝宝的记忆力。

什锦猪肉菜末

材料：猪肉 15 克，番茄、胡萝卜各 10 克，肉汤各适量。

制作方法：

1. 先将猪肉、番茄、胡萝卜分别切成碎末。

2. 将猪肉末、胡萝卜末一起放入锅内，加肉汤煮软，最后加入番茄末 2 分钟煮即可。

营养价值：各种蔬菜与猪肉搭配可以更好地补充各种维生素、矿物质及蛋白质。

肉汤青菜鸡肝

材料：鸡肝 10 克，葱头 5 克，胡萝卜丝 5 克，西红柿 5 克，菠菜 5 克，鸡架汤适量。

制作方法：

1. 把葱头、西红柿、菠菜切碎备用。

2. 将切碎的葱头、胡萝卜的和猪肝一起放入锅内加肉汤煮熟。

3. 煮熟后加入切好的西红柿和菠菜再煮 10 分钟即可。

营养价值：鸡肝含有丰富的蛋白质、钙、磷、铁、锌、维生素 A、B 族维生素；尤其肝中维生素 A 的含量远远超过奶、蛋、肉等食品，能提高宝宝视力。

白萝卜鱼

材料：鱼 100 克，白萝卜 20 克，海带汤少许。

制作方法：

1. 把鱼收拾干净后放热水中煮一下，除去骨刺和皮，白萝卜切碎后备用。

2. 将鱼肉碾碎和白萝卜一起放入锅内，再加入海味汤一起煮至糊状。

营养价值：白萝卜中含微量元素锌，鱼肉含有丰富的蛋白质，有助于提高宝宝免疫力。

西红柿鱼

材料：鱼肉 100 克，西红柿 20 克，骨头汤少许。

制作方法：

1. 把鱼收拾干净后放热水中煮一下，除去骨刺和皮，西红柿切碎后备用。

2. 把鱼和汤一起放入锅内煮，煮片刻后加入切碎的西红柿，再用小火煮至糊状。

营养价值：鱼肉富含蛋白质，西红柿里含丰富的维生素C、果酸，骨头汤富含钙质，营养丰富，适合宝宝的生长需求。

砂锅炖鸡

材料：洋葱50克，鸡胸肉200克，胡萝卜100克，豌豆50克，香菇50克，水适量，植物油少许。

制作方法：

1.鸡胸去皮切成2厘米见方的丁，胡萝卜洗净，削皮，香菇浸泡后，均切成1厘米见方的丁，洋葱切碎。

2.砂锅放少许植物油，待油热后放入洋葱和鸡丁，略翻炒后，加入胡萝卜丁、香菇丁和水，充分搅拌后加上锅盖。

3.文火炖20分钟，加入豌豆，煮5分钟即可食用。

营养价值：鸡胸脯肉的脂肪含量较低，钙、磷、铁等微量元素丰富，既可以满足宝宝营养需求，又可以避免肉食宝宝肥胖。

蔬菜类

虾末菜花

材料：菜花30克，虾10克，生抽少量。

制作方法：

1. 将菜花洗净，放入开水中煮软后切碎。

2. 把虾放入开水中煮后剥去皮，切碎。

3. 将虾肉、菜花混合加入少许生抽即可。

营养价值：菜花富含食物纤维、维生素及矿物质，虾富含蛋白质。

 杏仁番茄拌西兰花

材料：西兰花 3 朵，番茄 10 克，杏仁 20 克。

制作方法：

1. 番茄用开水烫一下后去皮碾碎。

2. 杏仁微炒后，研磨成碎末。

3. 西兰花在蒸锅内蒸软，将磨好的杏仁和碾碎的番茄一起搅拌后，即可食用。

营养价值：杏仁含有类似动物蛋白的营养成分，如蛋白质、脂肪等，还含有植物成分所特有的纤维素等；其中含量最丰富的维生素 B_{17}，这是一种非常有效的抗癌物质。西兰花富含蛋白质以及丰富的叶酸。再加上颜色翠绿可以增加宝宝食欲。

其　他

奶汁香蕉

材料：熟香蕉 20 克，配方奶 100 毫升，玉米面 5 克，白糖适量。

制作方法：

1. 香蕉去皮后用勺子碾碎。

2. 在配方奶中加入白糖上锅后，加入玉米面，一边煮一边搅拌，煮至糊状。

3. 把煮好的玉米糊倒入香蕉泥中即可食用，

营养价值：配方奶及香蕉中富含丰富的碳水化合物，可为宝贝的脑组织提供所需要的热能，从而促进脑发育。

烤土司

材料：新鲜土司 1 片。

制作方法：

把土司的外周硬边去掉，然后放进面包机里稍微烤一下，烤好之后切成 4 ~ 5 片，让宝贝当零食，同时刺激牙龈组织。

营养价值：吐司中含有丰富的碳水化合物、维生素及钙，促进宝宝骨骼发育。

豆腐糊

材料：北豆腐 20 克，水适量。

制作方法：

1. 豆腐放入锅内，加水。边煮边把豆腐压碎。

2. 豆腐煮好（时间不可过长，防止把豆腐煮老，宝宝不宜消化）后放入碗内，研磨至豆腐光滑即可食用。也可以根据宝宝口味加入新鲜的蔬菜末。

营养价值：北豆腐水分含量不高，更适合煮熟调、拌。豆腐最主要的营养成分是蛋白质，促进宝宝机体生长。

三文鱼山芋薄饼

材料：三文鱼 20 克，芋头 20 克，植物油少许。

制作方法：

1. 将芋头洗净放入锅中蒸熟或者煮熟，切碎，备用。

2. 将三文鱼肉蒸熟，切碎。

3. 蒸熟的三文鱼和芋头搅拌均匀，捏成宝宝喜欢的形状，在锅中放少许油煎一下即可食用。

营养价值：三文鱼含有丰富的不饱和脂肪酸，尤其是其中的 $\Omega-3$ 脂肪酸更是宝宝大脑、视网膜及神经系统所必不

可少的物质，而且还有蛋白质、脂肪、维生素 A、维生素 E
等大量生长发育必需营养元素。

虾肉菠菜面

材料：儿童面 30 克，虾肉 20 克，切碎的菠菜 10 克，
鸡蛋、肉汤、酱油少许。

制作方法：

1. 把挂面煮软后将虾肉、菠菜同时放入锅内，将鸡蛋调
好后甩入锅内。

2. 将肉汤、酱油加入稍煮片刻即可。

营养价值：虾肉中含有丰富的蛋白质，和蔬菜、挂面搭
配是宝宝一款不错的辅食。

浇汁豆腐丸子

材料：研碎的豆腐 100 克，淀粉少许，肉汤，碎青菜馅。

制作方法：

1. 把豆腐和淀粉混合均匀后做成丸子。

2. 将豆腐丸子、碎青菜馅加入肉汤中煮。

营养价值：豆腐含有多种微量元素、蛋白质等，营养丰
富，有"植物肉"之称。

西红柿豆腐

材料：豆腐 20 克，西红柿末 5 克，肉汤，盐少许。

制作方法：

1. 把豆腐放热水中煮一下后控去水分。

2. 放入锅内，再加入切碎的西红柿和肉汤，边煮边混合，煮好后加少量盐。

营养价值：豆腐富含蛋白质，西红柿富含维生素、果酸等。

什锦水果豆腐

材料：豆腐 20 克，杨梅 1 粒，橘子 2 瓣，蜂蜜、盐少许。

制作方法：

1. 把豆腐放热水中煮后控去水。

2. 把杨梅用盐水洗净后切碎，并把橘子研碎再与蜂蜜和盐混合。

3. 加入过滤豆腐中均匀混合。

营养价值：各种水果搭配更好补充宝宝所需的维生素及矿物质。

10 ~ 12 个月的宝宝开始断奶，进入智能发育的关键期

宝宝需要的营养

宝宝生长到 10 ~ 12 个月时乳牙已长出 5 ~ 8 颗，在脾胃消化功能增强的同时，活动能力也在突飞猛进地发展着，有的宝宝能够爬行，甚至能自己扶着东西站立或者扶着栏杆再来回走，还可以正确模仿音调的变化，甚至能通过仔细观察，可以模仿大人无意间做出的一些动作。在其行为模式和语言出现飞跃式的发展的同时，也是宝宝智能发育的关键阶段；因为宝宝逐渐进入断奶期，也是婴儿期的最后时间段，所以宝宝独立会进一步加强。这期间辅食的重要性就更加突出了。

补充蛋白质，让宝宝更健康更聪明

宝宝 10 个月以后，胃肠道的发育更加成熟，对蛋白质类的食物逐渐可以耐受，发生过敏的几率会大大降低，这就为宝宝多方面的补充蛋白质创造了机会。蛋白质是宝宝身体的"构建师"，同时参与大脑的生理功能和代谢活动，以维持大脑内环境稳定。蛋白质缺乏会直接影响脑发育，使神经传递受限，宝宝会表现反应迟钝的现象。宝宝需要

摄入足够的优质蛋白质，才能满足他们身体、大脑发育的需要。

缺锌的宝宝会偏食

妈妈们在为宝宝补充蛋白质的时候，可能会忽视微量元素的摄入如锌、铁、钙，各种维生素、纤维素等。逐渐进入断奶期后，随着辅食种类的增加，宝宝会品尝到各种食物，开始对味道形成自己的记忆及喜好。锌作为味觉蛋白的基本成分，对味觉有着重要的作用，如果宝宝缺锌，味蕾细胞就难以感受到食物的刺激，从而导致味觉敏感度降低，最终导致宝宝偏食、挑食，甚至食欲下降，长期缺锌的宝宝会厌食、生长发育障碍，机体抵抗力降低，容易生病，特别是容易引起反复的感染。海产品、动物肝脏、鱼、蛋、奶、肉、豆类及果仁等都含有丰富的锌元素。

益智的不饱和脂肪酸

在宝宝中枢神经系统发育的关键时期，不饱和脂肪酸可是智力发育不可缺少的营养物质，它们具有提高脑细胞活性、维持大脑细胞正常运转、增强记忆力和思维能力的作用，对宝宝的智力发育有非常重要的意义。核桃油、花生油等植物油里都含有丰富的不饱和脂肪酸。其中的 $\omega-3$ 系列不饱和脂肪酸，可是大脑和脑神经的重要营养成分，摄入不足将影响宝宝智力发育，其中我们最熟悉的 DHA 就是 $\omega-3$ 系列的一种，在促进智力、头脑的敏锐度和速度方面发挥着不可替代的作用，妈妈可以在宝宝的食物中适当添加一些肥鱼以及贝类，让宝宝越来越聪明。

促进大脑发育的碘元素

宝宝的新陈代谢旺盛，碘的需求量较成人要多，可是宝宝的饮食中不宜加入和成人同样分量的碘盐，不过只要宝宝的饮食中多添加海带、紫菜、带鱼等海产品同样可获得丰富的碘。一旦宝宝严重缺碘就会导致其生长发育停滞、智力低下、精神发育障碍，这种婴幼儿缺碘不仅影响宝宝的生长发育，更为严重的是它所造成的智力发育造成损害是不可逆的。

维生素 C 提高宝宝脑细胞活力

各类新鲜的水果和蔬菜如猕猴桃、鲜枣、柑橘、西红柿、山楂、草莓、小白菜、菠菜等食物中都含有丰富的维生素 C，妈妈可能知道维生素 C 对宝宝的免疫力、血液系统防护方面起着重要的作用，也许不太了解它在帮助宝宝脑神经正常运转方面也是功臣之一。维生素 C 通过促进神经传导物质的合成，使脑细胞结构更加坚固，同时在参与脑细胞膜磷脂的合成方面起着相当大的作用。宝宝摄取足量的维生素 C 还可以使神经通透性好转，让大脑及时顺利地得到营养补充，保证大脑接受外界刺激更加敏感，使发号施令的线路更加通畅。

如果在宝宝智力发育的关键时刻没有充足的维生素 C 供给，很可能会影响大脑思维的反应速度。由于维生素 C 在体内不能长久贮存，所以妈妈需要经常给宝宝补充才能使他们头脑使头脑更灵活、更敏锐。

它们也是"儿童智慧能源"

除了我们熟悉的上述营养元素，还有一些维生素也是宝宝大脑发育必不可少的重要物。具有抗老化功能的维生素 E，在预防血中氧化脂质形成的同时，也让脑部血管保持血流畅通，而使宝宝头脑灵活、清醒；B 族维生素可以辅助大脑对糖类进行充分吸收利用还能够维持髓鞘的完整性，维生素 D 和维生素 B_{12} 都有助于宝宝中枢神经系统的发育，维生素 B_{12} 还是重要的造血元素，可协同叶酸调节红细胞的生成，还有助于铁剂的吸收利用，如果因为严重缺乏会发生恶性贫血，就会造成宝宝神经系统的严重损害，进而影响大脑机能的正常运作。宝宝日常只要注意合理膳食，适当提高粗粮的比例，多给宝宝吃新鲜的蔬菜，就可以使宝宝健康发育。

辅食添加的基本原则

不要断掉所有的乳制品

10 个月以后的宝宝身体对营养物质的需求明显增多，经过近半年的辅食添加，宝宝咀嚼功能和胃肠消化功能有了很大提高。宝宝的饮食应该而且可以从半固体向固体食物过渡，准备给宝宝断奶。断奶的最佳时机可以选择春秋气候稍微凉爽的时节，如果是早产或体质较弱的宝宝，或者身体出现不适的时候，只要母乳足，断奶的时间可以适当延后。

断奶初期，妈妈要采取循序渐进的方式，从最不重要的一顿母乳开始停喂，让宝宝逐渐适应喂奶次数的减少，但是断母乳并不是断掉所有的乳制品，仍然要给宝宝提供代乳品，在原有辅食的基础上向普通饮食过渡。

断奶后宝宝的能量、蛋白质的需求逐步加大，虽然肉类、鱼类中也能获取蛋白质，但是这些食物所补充的蛋白质还是不能满足宝宝需要。实际上奶类食品含钙高、蛋白质丰富且易吸收，保证每天加适量的配方奶，是宝宝成长过程中必不可少的营养。为保证营养、促进宝宝健康成长，宝宝断母乳后，每天仍需要 500 ～ 600 毫升左右的牛奶摄入来保证其优质蛋白、钙和脂肪的来源。

宝宝辅食逐步向幼儿式过渡

宝宝的辅食在这个时期可以逐步向幼儿式过渡，也就是妈妈可以逐渐减少宝宝用餐的次数，还要有固定的进餐时间，饮食模式向着规律的 3 餐 1 点 2 顿奶过渡。由于宝宝的消化功能尚未完全成熟，容易代谢消化紊乱，所以每次宝宝的饮食量应当适量增加，根据宝宝的发育特点恰当地搭配食物种类，以保证宝宝的营养均衡。

断奶后，主食可以给宝宝品尝软饭、软饼还有小馄饨，辅食可以有荤素菜，一边增加营养，一边训练宝宝的咀嚼能力。在增加了固体食物的同时，需要注意食物的软硬度。如果食物过硬，宝宝不容易嚼烂，要么直接吞咽发生危险，要么宝宝会拒绝以后食用。水果类可以不做成泥状，让宝宝适当咀嚼到果肉，但是肉类、菜类、主食类还应该是软一些的。在保证宝宝原有饮食的基础上逐步增添新品种，每日变换花样，巧妙搭配，食物色香味俱全，促进宝宝的食欲同时有助于宝宝消化、吸收。当宝宝适应了以三餐为主的饮食模式之后，就可以完全过渡到以谷类为主食。

品尝各种食物，防止宝宝挑食

经过近半年的辅食添加，随着宝宝身体发育的成熟，饮食日渐丰富，同时宝宝的味觉能力开发基本接近尾声。妈妈一定要利用好这个关键时期，加强宝宝的味觉体验，因为这个时期宝宝的味蕾感觉日趋成熟，开始逐步对不同的饮食味道形成自己的记忆及喜好。如果今后想让宝宝味觉向着良好的方向发育，就要尽量让他们不断品尝到不同的食物，这些不断变换的食品可以给予宝宝充分的味觉刺激，对宝宝味觉能力的发育起到促进作用。避免长期使用单一口味，导致宝宝味觉迟钝。如果宝宝最开始的味觉发育良好，以后就会很容易接受各种饮食，不易有挑食、偏食的毛病。如果食物过于单一，宝宝的味觉发育很容易受到不良影响，以后接受食物的范围也就相对狭窄，因为不愿接受从未品尝过的食物，逐渐就形成挑食、偏食的不良饮食习惯。

宝宝饮食合理搭配饮食

宝宝断奶后，妈妈要给他们定一个合理的食谱，在营养的基础上，以易于消化、吸收、代谢的饮食为主，不要让宝宝过多摄入高脂肪高热量食物，因为这些食物会导致营养失衡或过剩容易造成肥胖和性早熟，所以，在保证热量充足的同时，还要注意饮食的合理搭配和多样化，即粗细搭配、荤素搭配，这样有助于提高宝宝进食的兴趣，宝宝不挑食，不偏食，才能摄取满足生长需求的营养，达到健康成长的目的。例如妈妈可以将粗粮和细粮搭配在一起，粗粮含有丰富的B族维生素，而细粮的口感较好，宝宝容易接受；将米和面搭配制作的主食，米的硬度可以锻炼宝宝的咀嚼能力，面食制作方法丰富多样，可以根据宝宝的喜好制作不同的形状，容易增加宝宝的兴趣，促进宝宝的食欲；把谷、豆类一起搭配，两者都含有丰富的优质蛋白质，而且豆类食品还能有效补充谷类食物在加工过程中被破坏而缺乏的赖氨酸；禽肉类食品是酸性食品，蔬菜却是偏碱性的，做饭时荤素搭配，不但有利于饮食酸碱平衡，而且适合宝宝的口味；尤其是脂类中的芳香物质，赋予蔬菜特殊的色彩、风味和香气，可以促进宝宝食欲；深绿色、红色、橘红色、紫红色等深色蔬菜含有丰富的胡萝卜素、叶黄素、番茄红素等，可以保证维生素、膳食纤维，特别是水溶性纤维达到宝宝所需营养，浅色蔬菜蛋白质比一般蔬菜高，钙、磷、铁、锌等无机盐含量也稍多，深色蔬菜和浅色蔬菜搭配在一起，也就能使宝宝饮食营养更加丰富、均衡。

宝宝饮食添加要循序渐进

宝宝换乳后由于消化功能依然没有完全发育成熟，饮食除了要满足所需的营养外，应当在原有辅食的基础上循序渐进，从流质、半流质食品到固体食品，也就是由稀到稠，由细到粗，由少到多的这个过程。逐渐增添食品新品种的时候，不要急于求成，一下子加入过多，要给宝宝一个适应食物改变的过程。时首选质地软、易消化的食物，包括乳制品、谷类等，开始的时候食物切成小方块，然后再逐渐加大食物的体积，并且一定要把食物煮烂。饮食不能全都提供谷类等主食，也不能和大人的饮食一样。可给宝宝吃宝宝米粥、软饭、面片、馄饨、豆包、小饺子、馒头等主食；副食可以喂瘦肉、肝、蛋、鱼肉、豆制品以及各种蔬菜；可以给宝宝一些应季的水果，但是容易引起过敏的芒果、菠萝的热带水果要根据宝宝的具体情况适当添加。

宝宝喂食有讲究

由于近1岁的宝宝活动能力增强，可自由活动的范围增加，有些宝宝不喜欢一直坐着不动，包括喂食物的时候也是如此，每次喂饭的时候，都是妈妈在后面追，如果出现这样的情况，在喂食物前最好先为宝宝找个安静的吃饭环境，避免外界干扰，固定餐桌和餐位，把能够吸引宝宝的玩具等收好，为宝宝创造一个轻松、愉悦的进餐氛围，当然也要为宝宝提供固定的进食时间，养成定点吃饭的饮食习惯，提高宝宝进餐质量。

由于现在的宝宝手指活动更加灵活，喜欢自己拿小勺吃饭，这个时候妈妈要尽量鼓励宝宝自己动手，锻炼宝宝的手指精细动作和协调能力，还能促进大脑的开发。如果宝宝出现扔小勺、吵闹等情况，此时最好收拾起饭桌，就不要再强迫给宝宝喂食物了，切忌采用哄骗或者硬压等方法使宝宝吃东西，这样反倒使宝宝对吃饭产生一个心理抵触情绪。要正确引导宝宝，如果能少量进食，就要及时的鼓励宝宝以培养宝宝良好的饮食习惯。而且不要以为宝宝一次、两次拒吃某些食物就认为宝宝不喜欢吃，妈妈可以过几天再给他尝试，让他有个适应的过程，慢慢建立独立进食的好习惯。

制作辅食的要点

宝宝的饮食要单独制作

10 ~ 12个月的宝宝，因为基本上有了固定的进餐时间，所以每日三餐可以和大人一起吃饭，这样可以帮助宝宝模仿大人的样子练习咀嚼和进食能力。当宝宝和大人一起吃饭时，仍然要以宝宝的吃饭时间为中心，逐步培养宝宝规律进餐的好习惯。在和大人吃饭的时候，宝宝会对大人的食物产生兴趣，但是对于宝宝来说，大人的饭菜硬度较大而且口味偏重，所以不可以给宝宝直接食用大人的饭菜，一定要给宝宝单独制作辅食，给宝宝制作的饭菜应该多采用蒸煮的方法，不仅可以保留更多的营养元素，而且口感也比较松软，使宝宝吃起来方便也适合宝宝的口味。而且蒸煮的蔬菜因为保留了其原有的色彩，更能引起宝宝的兴趣，可以有效地激发宝宝的食欲。

宝宝的饮食中的调味品

宝宝的饮食虽然以清淡为主，但是，一旦宝宝开始喜欢有味道的食品之后，该怎么给宝宝添加调味料？对于1岁以内的宝宝来说，为了增加食物的鲜美可以用酱油暂时替代盐。婴幼儿的肾脏远远没有达到成熟阶段，所以他没有能力充分排出血液中摄入过多的钠盐，这就会对宝宝的身体造成伤害，并且，这种损害是难以恢复的。可是酱油是黄豆做的，则没有这个问题，还可以起到补铁的作用，可以给宝宝调调口味，但是酱油也只能少量的添加。

除此之外，宝宝的食品不要添加香辛料及味精等调味品，更不应选择含香精、色素的食物，这些添加剂会妨碍孩子体验食物本身的味道，而且会损害孩子的健康。比如味精食用过量不仅会影响健康，时间长了还会引起味觉迟钝；醋的味道比较刺激，会掩盖辅食的香味，在宝宝的味觉还未发育完善的时候，经常品尝这种味道，会让宝宝对辅食失去兴趣；植物油能为宝宝提供热量，在烹调蔬菜时加油有利于如胡萝卜这类蔬菜中的脂溶性维生素的溶解和吸收，所以可少量添加。辅食中的糖最好选择白糖，量也不宜多。其他的调味品宝宝的饮食中基本不需要添加，一方面宝宝的味觉暂时还没有这些需求，另一方面对宝宝的健康也没有益处。

不要过早为宝宝添加蜂蜜

蜂蜜中含有丰富的果糖、葡萄糖和维生素 C、维生素 K、维生素 B 及多种有机酸、矿物质和有益宝宝的微量元素，它能增强宝宝抗病能力，改善大脑生理功能，还能润肠通便。即使蜂蜜有众多益处，但是 1 岁之前的宝宝饮食中也不要添加，因为蜜蜂在采蜜过程中可能会把一种叫做"肉毒杆菌"的细菌带到蜂蜜中，使其受到污染，如果被宝宝食入体内，即使是很小量也会在肠道内繁殖并释放出肉毒杆菌毒素引起宝宝肉毒杆菌中毒。所以妈妈最好在宝宝稍大一些及胃肠功能更完善后为其添加蜂蜜。

常见辅食的制作方法

饼　类

面粉、葱末

葱花饼

材料：面粉 100 克，葱末 10 克，水适量，盐、植物油少量。

制作方法：

1. 将面粉、水、葱末、盐加在一起搅成糊状。

2. 把少量的植物油倒入平底锅加热。

3. 取一勺面糊倒入，将平底锅顺时针摇，使饼摊成圆形煎熟食用。

营养价值：面粉可以提供宝宝生长所需的碳水化合物，植物油中含有的不饱和脂肪酸有助于宝宝大脑发育。

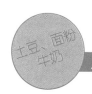 土豆、面粉、牛奶

土豆饼

材料：土豆 300 克，面粉 100 克，牛奶 100 克，洋葱末少许，盐、植物油少量。

制作方法：

1. 土豆煮熟后剥皮，捣成泥。

2. 加入面粉、牛奶、洋葱末，搅拌均匀后做成小饼。

3. 锅中放油，待油热后放入小饼两面煎熟即可。

营养价值：土豆含有丰富的维生素 A 和维生素 C、B 族维生素、大量的优质纤维素以及矿物质等多种宝宝生长的必需营养成分，其中大量的优质纤维素，在肠道内可以供给肠道微生物大量营养，促进肠道微生物生长发育；同时还可以促进肠道蠕动，保持肠道水分，有预防便秘，健脾和胃的作用。

鱼泥饼

材料：罗非鱼泥 20 克，面粉 50 克，葱末 5 克，水、盐适量，植物油少许。

制作方法：

1. 将鱼泥、面粉、水、盐、葱末搅拌成糊状。

2. 在锅内放油，油热后，舀面糊在平底锅内摊成小饼。

3. 待小饼煎熟后即可食用。

营养价值：鱼肉属优质蛋白质，脂肪低，富含钙、磷、钾、铜、锌、硒等无机盐，其中的牛磺酸能促进婴儿大脑发育。

南瓜饼

材料：南瓜泥 30 克，面粉 40 克，糖 10 克，奶油 20 克，适量水。

制作方法：

1. 将南瓜泥、面粉、糖加水搅拌成面团，不粘手为止。

2. 将南瓜面团分成若干个小剂子，用手将剂子按压成小面饼。

3. 平锅内放入奶油，加热后用小火煎至两面金黄即可。

营养价值：南瓜中含有丰富的锌，参与宝宝体内核酸、蛋白质的合成；还含有多种维生素和果胶，果胶有很好的吸附性，能黏结和消除体内细菌毒素和其他有害物质，还可以加强宝宝胃肠蠕动，帮助食物消化。

馅 类

蛋饺

材料：鸡蛋 1 个，虾仁泥 20 克，青菜末 10 克，盐、植物油少许。

制作方法：

1. 将平底锅内放少许植物油，油热后，把虾仁泥和青菜末、少许盐放入锅内炒，炒熟后倒出。

2. 将鸡蛋调匀，平底锅内放少许油，将鸡蛋倒入摊成圆片状，待鸡蛋半熟时，将炒好的虾仁泥倒在鸡蛋的一侧，将另一侧折向对侧重合，即可食用。

营养价值：鸡蛋、虾仁中含有大量的维生素和矿物质及有高生物价值的蛋白质，青菜中含有的维生素，利于宝宝生长。

迷你饺子

材料：鲜猪肉末 20 克，芹菜 10 克，葱末少许，盐少许，面粉适量。

制作方法：

1.将芹菜切碎，和肉馅、盐、葱末调成馅，腌制10分钟。

2.面粉揉好面团，擀成小饺子皮。

3.用饺子皮包肉馅；水开后下饺子，煮熟即可。

营养价值：猪肉含有蛋白质，芹菜富含粗纤维，两者搭配既补充营养还促进肠道蠕动有助于宝宝消化、吸收。

面粉、韭黄
鲜净鱼肉

鱼肉水饺

材料：鲜净鱼肉50克，面粉50克，韭黄15克，香油、酱油、精盐、鸡汤各少许。

制作方法：

1.将鱼肉切碎，剁成末，加鸡汤搅成糊状，再加入精盐、酱油继续搅拌成糊状时，加入切碎的韭黄、香油，拌匀成馅。

2.将面粉用温水和匀，揉成面团，擀成小圆皮，加入馅包成小饺子。

3.锅置火上，倒入清水，开后下入饺子，煮熟即可。

营养价值：此水饺营养丰富，含有婴儿生长所必需的优质蛋白质、脂肪、维生素 B_1、维生素 B_2 及钙、磷、铁、碘等营养素。

鲜猪肉末

猪肉馄饨

材料：鲜猪肉末 30 克，盐少许，葱末少许，馄饨皮、肉汤、紫菜少许。

制作方法：

1. 将肉末、盐、葱末拌成肉馅，腌制 10 分钟。

2. 把肉馅包在馄饨皮内。

3. 将肉汤煮开后放入馄饨。

4. 出锅前撒上紫菜就可。

营养价值：猪肉的蛋白质为优质蛋白且接近宝宝需要，能够被宝宝充分吸收；所含的脂肪可以为宝宝提供生长所需要的能量。

香菇、虾仁熟鸡蛋

香菇鲜虾小包子

材料：煮熟的鸡蛋 1 个，香菇 10 克，虾仁 10 克，猪肉馅 20 克，面粉 100 克，少量盐。

制作方法：

1. 将鸡蛋、香菇、虾仁剁碎后拌入猪肉馅，加少量盐腌制成馅。

2. 和好面粉，做成包子皮。

3. 包好包子，上屉大火蒸 15 分钟即可。

营养价值：香菇是一种可供食用的大型真菌，有"素中之肉"之称。除丰富的蛋白质外，香菇中还含有维生素 A、B、C 等多种维生素和钙、铁、镁、磷、铜等多种矿物质。这些物质均有助于宝宝生长发育。

小笼包子

材料：面粉 100 克，鲜猪肉馅 50 克，葱末 10 克，水、盐少许。

制作方法：

1. 将肉馅、葱末、盐调和均匀，腌制 10 分钟。

2. 将面粉、水、盐和在一起揉匀。

3. 把面团擀成包子皮；将肉馅包在包子皮内；上屉蒸 15 分钟即可。

营养价值：猪肉所含的血红蛋白可以起到补铁的作用是预防治疗宝宝贫血的主要饮食之一；含有的钙、磷、铁也是宝宝生长的必需营养元素。

其 他

鸡丝面片

材料：鸡肉 100 克，面片，油菜心 20 克，姜少许，水适量。

制作方法：

1. 将鸡肉切成片，加姜、水煮烂；将油菜心洗净切碎。

2. 捞出后用手将鸡肉片撕成丝，放回鸡汤锅。

3. 将面片下入鸡汤继续煮 5 分钟。

4. 将切碎的菜心放入鸡汤中煮 3 分钟，出锅即可。

营养价值：鸡肉蛋白质中富含全部必需氨基酸，其含量与蛋、乳中的氨基酸谱式极为相似，是宝宝的首选饮食之一。

豆腐丸子

材料：南豆腐 50 克，鸡蛋半个，葱末 5 克，水适量。

制作方法：

1. 把豆腐碾碎，用鸡蛋调成汁和葱末搅拌均匀，制成豆腐丸子。

2. 待水开后放入做好的丸子煮熟即可。

营养价值：豆腐的蛋白质含量丰富，而且豆腐蛋白属完全蛋白；南豆腐含水量较多，口感细腻，适合宝宝的口味；其中丰富的大豆卵磷脂有益于宝宝神经、血管、大脑的发育生长。

胡萝卜丝汤

材料：胡萝卜50克，葱头末5克，鸡汤，盐、植物油少许。

制作方法：

1. 胡萝卜切丝备用。

2. 锅内放油，油热后将葱头末放入。

3. 稍加翻炒后将胡萝卜丝放入，反复炒至胡萝卜半熟。

4. 放入鸡汤，调为中火熬3分钟左右即可。

营养价值：胡萝卜素可以转变成维生素A，有补肝明目的作用，还能增强机体的免疫力。

肉松饭

材料：现做的软米饭，鸡肉末50克，白糖、酱油、植物油各少许。

制作方法：

1. 锅内放植物油，油热后放入肉末翻炒。

2. 加入白糖、酱油、边炒边用筷子搅拌，使其均匀混合即可出锅。

3. 将炒好后的肉末放在米饭上面焖3分钟即可。

营养价值：大米是提供B族维生素的主要来源，鸡肉含有较多的不饱和脂肪酸，促进宝宝大脑的发育。

1 ~ 2 岁的宝宝开始认知事物，进入心智发育期

宝宝需要的营养

1 岁以后的宝宝认知能力逐步形成并不断的提高，逐渐开始认识身边熟悉的一两样事物，慢慢的可以指出自己的五官。这个时期妈妈一定要根据宝宝的生理特点和营养需求，把握每次进餐的机会，为他制作可口的食物，保证获得均衡营养，满足其生长发育。

断了母乳不能断配方奶

周岁以后，宝宝乳牙逐步出齐，有了一定的咀嚼能力，主要食物也逐渐从以奶类为主转向以混合食物为主。宝宝虽然已经断奶，但是断母乳不等于断奶制品，因为配方奶中含有的高量钙剂、蛋白质还有维生素、矿物质等营养物质，仍然是宝宝营养的主要来源之一。2 岁前的宝宝断母乳后，在不影响一日三餐日常饮食的前提下最好每日早、晚各喂一顿配方奶。这个阶段的宝宝每天需要的配方奶量约为300 ~ 400 毫升。

让宝宝聪明的 DHA

周岁以后的宝宝是心智发育的关键时期，加上消化道的发育成熟，过敏的情况就大大减少，所以妈妈可以多给宝宝作一些鱼类食品比如鲑鱼、带鱼、鲫鱼等，因为鱼类中含有丰富的 DHA，也就是我们俗称的脑黄金，它是促进神经系统细胞生长、维持神经细胞正常功能的一种主要元素。对宝宝来说 DHA 是一种不可缺少的必需脂肪酸，可以增强宝宝的记忆力。大脑良好的发育是宝宝全面发展的物质基础，而大脑缺乏全面的营养供给将会阻碍宝宝感知的发展，进而影响宝宝智能的正常发展。坚果类像榛子、瓜子、核桃也含有丰富的 DHA。

让宝宝眼睛明亮的维生素 A

宝宝认识事物，理解事物，除了聪明的大脑，明亮的眼睛也起着很重要的作用。想让宝宝眼睛更加明亮，维生素 A 是必不可少的，它对视网膜的感光机能具有重要的作用。奶酪、蛋类、肝脏、酸奶等都是富含维生素 A 的食品。维生素 A 还能够提高机体对蛋白质的利用率，促进体内组织蛋白的合成，从而促进宝宝生长发育。DHA 也是视网膜的重要构成成分，可以促进宝宝视网膜光感细胞的成熟，提高宝宝的视觉，在宝宝视觉功能发育过程中具有非常重要的作用。

铁的补充不容忽视

铁不仅仅是预防宝宝发生缺铁性贫血不可缺少的物质，而且它还能积极参与到神经系统的发育，帮助宝宝在认知、语言和学习能力方面有日新月异的变化。动物肝、血，甲壳类食物，紫菜、海带、绿色蔬菜等都富含铁。

促进大脑发育的卵磷脂

对于宝宝来说，卵磷脂在促进其大脑细胞的健康发育方面也具有重要意义，因为它是构成脑神经组织、脑脊髓的主要成分，可以促进大脑神经系统与脑容积的增长、发育，所以它能让宝宝的思维敏捷，记忆力更加牢固。卵磷脂在人体不能自行合成，只能从食物中摄取，牛奶、动物骨髓、肝脏以及大豆、蘑菇及花生、芝麻和核桃中都含有卵磷脂。

维生素 B_{12} 的重要作用

我们非常熟悉的维生素 B_{12}，对于成长中的宝宝的神经发育非常重要，它通过促进神经髓鞘磷脂的合成，能够维持神经系统的正常功能；维生素 B_{12} 的另一个重要作用就是能够促进氨基酸的生物合成，特别是蛋氨酸和谷氨酸，因此对各种蛋白质的合成有重要作用，所以对于正在生长发育的宝宝来说，维生素 B_{12} 是必不可少的。维生素 B_{12} 在肝脏、肉类、蛋类、牡蛎等食物中含量较丰富，植物性食物中一般不含有维生素 B_{12}，除了传统的发酵豆制品如豆腐乳、豆豉、黄酱、酱油等，由于微生物的生长，使这些豆制品中含有维生素 B_{12}，其中有些加工食品维生素 B_{12} 含量也较高，不过由于宝宝的特殊体质，不适宜摄入较多盐分，所以要适量添加。

宝宝辅食的添加原则

1 周岁以后的宝宝，逐渐开始走路，而且好像突然能听懂大人说的任何话语，很喜欢模仿大人的一举一动，好奇心逐渐增强，还可以把味觉和听觉、视觉等其他感觉联系在一起，去揣摩、感知感兴趣的东西。

通过吃东西训练宝宝味觉

根据宝宝这个阶段的发育特点，妈妈让宝宝在吃东西的时候，使他们充分体验感官带来的信号。比如，饼干嚼上去的声音和咬薯片的动静是不一样的；胡萝卜的口感和鸡蛋的味道是不同的，草莓的质地和山楂是不一样的。这样的训练一方面让宝宝体验了饮食带来的乐趣，另外也让宝宝开始喜欢尝试不同的新鲜的水果、蔬菜和自然味道的食品了，而且很多"沉睡"的味蕾也会慢慢复苏了。经过这样的逐渐尝试，宝宝的味觉会更加敏锐，妈妈的辅食添加也会更加顺利。

平衡膳食，多加粗粮

宝宝周岁以后，可以吃的食物多了起来，虽然可以咀嚼成形的固体食物，但此阶段宝宝，消化吸收的功能没有完全发育成熟，仍然还要吃些细、软、烂的食物。妈妈根据自己宝宝的实际情况，为宝宝安排每日的饮食，合理安排饮食结构，使宝宝的食物结构多样化，让宝宝从规律的一日三餐中获取均衡的营养。宝宝的主食尽量是粗粮、细粮搭配制作，精米细面在加工过程中，有一部分重要的营养成分就会流失，尤其是存在于谷类外层的维生素 B，随着麸皮和外壳的去掉也随之白白丢掉了。所以宝宝的餐桌上应该多准备一些五谷杂粮，这样还可以避免维生素 B_1 缺乏，而且大量的膳食纤维，在帮助宝宝平衡膳食、改善消化吸收和排泄功能方面具有重要的作用。

零食添加的注意事项

因为这时宝宝运动量明显增加，运动就要消耗能量，为了补充能量最好是加糖分，因此也可以说：宝宝喜欢吃甜食是自然的需求。所以零食作为正餐的补充，既能给宝宝提供运动消耗能量，又能给宝宝带来生活的乐趣。零食也是每个宝宝不可抗拒的饮食，家长可能为了让宝宝高兴，就会满足他们吃零食的愿望，如果妈妈没有原则的一味满足宝宝的需求，长期下去，宝宝的营养就会不足或者过剩成为肥胖儿。

妈妈不要在开饭前让宝宝吃零食，以免影响宝宝正餐的进食，可以根据宝宝的饮食规律和食欲状况给宝宝三餐以外安排两次点心，一般最好在两餐之间，例如点心时间可以安排在上午 10 时和下午 3 时左右，但是加点心时要注意零食量宜少不宜多，否则也会影响宝宝正餐的食欲。睡前最好不要给宝宝含糖量多的点心，否则会对宝宝的牙齿和胃肠道功能造成负担，可以给宝宝一些水果、酸奶。为了培养宝宝有良好的饮食习惯，也为了宝宝的健康，尽量少给宝宝吃零食，以免妨碍其消化系统和神经系统，影响宝宝健康成长。

合理添加蛋白质

1 岁以后的宝宝脑的发育成熟离不开高质量的食物，特别是优质蛋白质。如果在这一时期蛋白质摄取量不足，就会妨碍宝宝的大脑发育，从而影响记忆力和理解力。运动量逐步增大，摄入的营养很有可能不能满足运动量的需求，因此，每天蛋白质的摄入量应占总热能的 12%～14%。这样，宝宝的饮食就要多添加富含有动植物蛋白的食物，尤其是含有必需氨基酸的食物，以提高宝宝的免疫力，促进宝宝生长发育，满足宝宝的营养需求。在肉类、鱼类、豆类和蛋类、奶类中都含有大量优质蛋白，而且它们所含的必需氨基酸种类齐全，比例适当。1～2 岁的宝宝每日提供 35～40 克，这样就可以保证体内蛋白质代谢的平衡。

水果不可以替代蔬菜

水果果肉细腻，口味很吸引宝宝，是宝宝喜爱吃的食物，可给他们的身体补充水分，并易于消化吸收，含有丰富的维生素，不过只有新鲜水果的维生素含量才是完整的，而平时吃的一些水果，因为经过长时间贮存，其中的维生素尤其是维生素C流失较多；而水果中无机盐和粗纤维含量较少，含糖量却较高，吃多易使宝宝产生饱腹感，影响正餐摄取营养。再则，单一的水果并不能满足正处于生长发育期宝宝对营养素的多方面需求，如只吃苹果，只能得到苹果中的营养素，苹果中不含的其他营养素就得不到。

所以水果并不能代替蔬菜，因为人体所需的多种维生素和无机盐主要来源于蔬菜。比如钙和磷是构成骨骼和牙齿的关键物质；铁是负责将氧气输送到人体各部位去的血红蛋白的必要成分；铜有催化血红蛋白合成的功能；碘则在甲状腺功能中发挥着不可替代的作用。所以从矿物质含量来说水果就不如蔬菜含量丰富了，矿物质包含许多元素，它们对人体各部分的构成和机能，具有重要作用。

如果给儿童一日三餐中选用不同的蔬菜，则孩子就能从不同的蔬菜中得到不同的营养素，起到食物中营养素的互补作用，有助于儿童的生长发育。此外，蔬菜中含有大量的纤维素，虽然这些纤维素虽然不能被人体吸收，但能促进肠道蠕动，有利于粪便的排出。

因此，不要认为，已经给宝宝喂水果了，就不必再添加蔬菜了，这是不科学也不可取的。妈妈们要积极培养宝宝爱吃蔬菜的良好饮食习惯，特别是绿色蔬菜，如：西红柿、胡萝卜、油菜、柿子椒等，当然水果也应该给宝宝添加，蔬菜和水果各有各的用处，谁也不能代替谁。

选择水果和蔬菜就要给宝宝吃新鲜的而且最好给宝宝喂当季的，既便宜又新鲜美味。吃水果的时候，只要把皮削了就可了，像苹果、梨等这样一些太硬的水果，妈妈可以切成薄片再喂给宝宝；土豆、南瓜、绿叶菜等蔬菜可以用蒸熟的烹调方法喂食宝宝。

鼓励宝宝自己进食

由于宝宝活动的灵活性及手眼协调能力都有所增强，已经能握住杯子、勺或叉。宝宝进餐时慢慢不完全需要大人帮助，所以每次就餐时给宝宝一个小勺、一份浓稠的饮品，如酸奶或者大米粥，以锻炼他驾驭餐具的能力。另外，教宝宝用杯子喝牛奶，也是培养其使用杯子的好机会。不管宝宝用勺子吃饭还是用手抓，虽然残羹掉满桌，妈妈也要鼓励宝宝学会自己进食。

不宜给宝宝添加的食物

营养丰富的食物有利于宝宝的身体和智力的发育，但是一些食物由于含有不利于宝宝吸收的成分，不宜给宝宝过多添加。碳酸饮料香甜可口，对宝宝来说，有很大的吸引力，但是碳酸饮料中的二氧化碳很容易引起腹胀，影响宝宝食欲；尤其是饮料中的磷酸，如果大量摄入就会影响宝宝钙的吸收，对于处在生长过程中的宝宝来说，会严重影响骨骼和牙齿的发育。

巧克力、糖果、冰激凌等高含糖量的食物，吃完之后容易引起宝宝饱胀感，从而影响正餐，造成营养失衡，并导致儿童龋齿。宝宝也不宜过多摄入，特别是在正餐前要禁止摄入否则会影响宝宝的生长发育。另外，腌制、熏烤和油炸的食品，如羊肉串、咸牛肉干、各类膨化食品等也不宜多为宝宝添加。在加工制作过程中，这类食品本身含有的营养成分大多被破坏，而且还会产生一些致癌或有毒物质，因此，这类食物要避免给宝宝食用。

经过腌渍加工的食品包括咸菜、腌制的水果、蜜饯类的食物，都含有过高的盐分，会损伤宝宝脑部血管，导致脑细胞缺血缺氧，造成宝宝记忆力下降；再有这些加工的食物会不同程度的使其中的维生素 C 遭到破坏，无法满足宝宝对维生素 C 的需要，妈妈不宜给宝宝添加。

制作辅食的要点

宝宝一岁多时，咀嚼能力和成人比较还是相对较差，消化道的功能也比较弱，虽然可以咀嚼成形的固体食物，依旧还要吃些细、软、烂的食物。根据宝宝用牙齿咀嚼固体食物的程度，为宝宝安排每日的饮食。

饮食适度添加盐

钠盐是人体不可缺少的要素，宝宝到了这个年龄，虽然在食品中可以添加盐了，但是一定要注意盐的摄入量。如果摄入过多，会影响身体健康，宝宝肾脏还没有发育成熟，会加重肾脏的负担，而且过多的食盐会给身体带来过多的钠，这样就可能导致钾的流失，缺钾的宝宝就会容易出现倦怠、嗜睡的情况。所以过咸的食物对宝宝的身体有着极大的伤害，而且宝宝将来就可能患上高血压，因此不必特意给宝宝加重咸味的体验，稍微有点咸味就可以。而且大人千万不要用自己吃着合适来衡量孩子的加盐量，因为小儿的味觉和大人不同，味蕾发育还不成熟，对大人合适的盐味，对于孩子来说可能就太咸了。其实，清淡的口味是宝宝的最爱，从小吃清淡食物的孩子，长大后就不喜欢太咸的食物，这对孩子的健康成长十分有益。所以要把食物做成淡淡的味道，保证宝宝的健康。一岁到两岁的孩子每日食盐的摄入量建议在 0.8 ～ 1.5 克之间。

宝宝不要吃油炸食品

油炸食品如煎鸡蛋、炸薯条因为口感酥脆，对宝宝特别有诱惑力，长期大量食用对宝宝的健康非常不利，因为油脂的共同特点是含热量高，100 克植物油的热量高达 869 千卡，经常食用会使宝宝摄取过多的热量，很容易促使宝宝体内脂肪过多，一方面导致宝宝肥胖，另一方面这样也会对神经细胞产生不利影响，直接损害宝宝正在发育的神经通道，影响宝宝的智力发育。

油炸食品在制作过程中，油的温度过高，很容易破坏食物中的维生素等营养物质，降低食物的营养价值，这样会使宝宝失去了从这些食物中获取维生素的机会，不仅不能保证食物中的营养而且还可能导致营养不良，食物经高温煎炸处理，可产生有致癌作用的多环芳烃，再有如果制作油炸食物时反复使用以往使用过的剩油，里面会含有十多种有毒的不挥发物质，危害性会更大，因为经过反复利用的食用油非常容易导致所产生的脂质过氧化物累积，这些脂质过氧化物可促使脑细胞早衰，对宝宝的智力、身体等发育产生很大的影响。

另外，油炸食物也不好消化，油脂在高温下会产生一种叫"烯酸"物质，这种物质很难消化，再有宝宝的胃肠道功能还没有完全发育成熟，高温食品进入胃内很容易损伤胃黏膜。经常吃油炸食物的宝宝胃部会产生饱胀感，从而影响宝宝摄取其他食物的兴趣，影响宝宝的食欲。所以不要给宝宝提供油炸食品，给宝宝做的食物也一定不要油炸。

不要随意添加调味品

料酒里含有酒精的成分，所以最好不要使用到宝宝的辅食中。如果宝宝与成人吃一样的饭菜，最好把宝宝的那份多加热一会，让料酒变成甜味，再给宝宝吃。咖喱含有挥发油、辣味等成分，具有很强的刺激性，1岁以上的宝宝可以适量吃一点，但调味应尽量淡一些。胡椒、花椒粉、芥末、姜粉等香辛料都有很强的刺激性，不适宜宝宝未成熟的消化系统，不宜在辅食中使用。味精可以引起宝宝缺锌，而锌是大脑发育的关键元素，所以在调味上应该给宝宝少添加或者不添加味精。制作宝宝饮食的时候，除了盐以外，那些口味较重的调味料，如沙茶酱、番茄酱、味素，也很容易加重宝宝的肾脏负担，干扰身体对其他营养素的吸收、利用。总之，宝宝的饮食要讲究清淡、少刺激，低盐、少糖的制作原则。

少糖不是不能吃有甜味的食品

甜味是糖的味道，富含糖及淀粉类的米面等碳水化合物都具有甜味，这是人体能量产生的主要来源；蛋白质是人体的"建筑材料"，甜、鲜味是谷氨酸的味道，也是肉、鱼、蛋等富含蛋白质类食物的味道；多数蔬菜和水果都具有甜味和鲜味，是人体补充维生素的主要来源。当然，这些食物中还可以为宝宝提供其他所需的各种营养素，只要膳食均衡摄取，才能获得良好的营养补充。

粥　类

大米、小米
芸豆

双米芸豆粥

材料：大米 50 克，小米 30 克，芸豆 30 克。

制作方法：

1. 将大米、小米分别淘洗干净，用水浸泡 30 分钟。

2. 芸豆洗净，放入锅中，加适量清水，煮至八成熟。

3. 将大米、小米倒入芸豆锅中，煮开后改小火直至把粥煮烂后关火。

4. 盖上锅盖，焖至温热即可食用。

营养价值：芸豆营养丰富，含蛋白质、脂肪、碳水化合物、钙及丰富的 B 族维生素，还含有丰富的维生素 C，对宝宝生长发育有利，还可预防贫血、小儿软骨病。

小米

小米粥

材料：小米 50 克，水 200 毫升。

制作方法：

1. 将小米淘净，加水。

2. 等水煮开之后，将小米入锅。

3. 用小火煮至米粒烂即可。

营养价值：小米含蛋白质、脂肪、碳水化合物，维生素 B_1 的含量位居所有粮食之首，可以促进宝宝的智力发育。

蛋花麦片粥

材料：麦片 30 克，鸡蛋 1 个。

制作方法：

1. 将鸡蛋打入碗中，打散搅匀。

2. 把麦片用水浸泡至泡软后倒入锅中，小火煮沸，约 5 分钟。

3. 将鸡蛋打入锅中，煮熟即成。

营养价值：麦片中含有蛋白质、碳水化合物、维生素、钾、铁、锌、硒等营养物质，蛋黄中的矿物质以铁、硫、磷为主，可以预防宝宝贫血，所含的卵磷脂有助于宝宝大脑发育。

水果牛肉粥

材料：大米 100 克，熟牛肉丁 30 克，胡萝卜、红薯、梨丁、山楂丁各 20 克。

制作方法：

1. 将米淘净加水，煮至八成熟的粥。

2. 在粥中加入牛肉丁煮至开锅后，再加入胡萝卜、红薯、梨丁、山楂丁，共同煮熟即可。

营养价值：牛肉中含有较高的蛋白质，易于被人体吸收、利用。牛肉中的铁和维生素的含量也较高，红薯富含粗纤维，润肠通便；胡萝卜含有丰富的维生素 A，山楂可以促进肉类的消化。

薏米百合粥

材料：薏米 20 克，银耳、百合各 5 克，绿菜叶 3 片。

制作方法：

1. 将薏米、银耳与百合洗净后浸泡 1 小时。

2. 菜叶洗干净切碎。

3. 薏米加水煮至八成熟后，加入泡好的银耳、百合。

4. 煮熟后加入切好的碎菜叶，开锅即可。

营养提示：薏米所含蛋白质远比米、面高且含有丰富的亚油酸及人体必需的 8 种氨基酸，所含 B 族维生素和钙、磷、铁、锌等无机盐也十分可观；百合含有淀粉、蛋白质、脂肪，具有营养滋补之功；银耳富含维生素 D，能防止钙的流失，对生长发育十分有益。

鲜味蔬菜粥

材料：大米、小米、燕麦各 10 克，海带、小白菜、西红柿适量。

制作方法：

1. 将海带、小白菜煮熟切碎。

2. 大米、小米、燕麦加水煮成粥。

3. 加入海带、小白菜和生的西红柿丁即可。

营养价值：海带含有丰富的矿物质，特别含丰富的碘，碘与宝宝智力发育和体格生长有密切关系，是人体不可缺少的微量元素。

粗粮粥

材料：各类杂粮，如薏米、荞麦米、红稻米、燕麦米、大黄米、黑米、黑糯米、糙米、红豆、黑豆、莲子等。

制作方法：

1. 先将杂粮用水浸泡 3 小时以上。

2. 将杂粮放进锅中加水上炉大火煮开。

3. 水开后改小火慢慢煲，直至煮烂后即可食用。

营养价值：杂粮可以平衡膳食，保证宝宝生长所需的多种营养物质，包括多种维生素、矿物质、碳水化合物等。

排骨白菜汤

材料：猪排骨 200 克，白菜叶 150 克，盐、葱末、姜末、花椒粉、醋各适量。

制作方法：

1. 排骨洗净，斩段，放入沸水焯烫，捞出后将水沥干净。

2. 白菜叶洗净，切成丝。

3. 排骨和清水放入锅中，大火煮沸后改小火炖 40 分钟至软烂；捞出排骨，沥干水，剔除骨头后，把肉切碎。

4. 将肉再放入汤锅中，加入白菜丝、葱末、姜末，用小火煮沸，再放入花椒粉、盐、醋调味即可。

营养价值：排骨汤含有钙、铁、锌、硒、维生素、脂肪等营养物质，有利于宝宝智力发育，促进宝宝视力增长，促进宝宝发育。

肉丸甜菜汤

材料：100 克猪肉糜，1 小勺荬粉，蛋汁 1 小勺，洋葱末 5 克，白菜 1 片，胡萝卜 20 克，盐、黄油少许。

制作方法：

1. 用肉糜、芡粉、蛋汁、洋葱末、盐搅拌均匀做成肉丸，开水煮熟备用。

2. 将白菜切成片、胡萝卜切小块，用少许黄油炒一下后加入高汤，开锅后加入肉丸小火煮 5 分钟左右即可。

营养价值：猪肉富含优质蛋白、脂肪，胡萝卜所含的是脂溶性维生素，两者搭配保证宝宝对营养物质的全面吸收。

虾皮紫菜蛋汤

材料：虾皮 100 克，香菜 5 克，紫菜 50 克，鸡蛋 1 个，姜末 5 克，葱花 2 克，植物油、香油、盐、味精适量。

制作方法：

1. 紫菜撕成小块；香菜择洗干净后切小段；虾皮洗净，鸡蛋打散备用。

2. 加油，待油热后，加入姜末，下入虾皮略炒，加水适量，烧开后，淋入鸡蛋液。

3. 放入香菜、紫菜，加香油、精盐、葱花适量即可。

营养价值：虾皮和紫菜都含有丰富的蛋白质、钙、磷、铁、碘等营养素，有助于宝宝补充钙、碘。

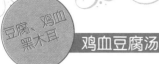

鸡血豆腐汤

材料：豆腐50克，鸡血50克，黑木耳10克，胡萝卜10克，熟瘦猪肉20克。

制作方法：

1. 把豆腐和鸡血切成细条，黑木耳、熟瘦猪肉、胡萝卜切成细丝，淀粉加水搅拌均匀。

2. 将水烧开，将上述材料加入，同时加入酱油、精盐、料酒适量，用水淀粉勾芡，淋入打好的鸡蛋液，加香油、葱花即成。

营养价值：此汤含丰富的蛋白质、铁、胡萝卜素和纤维素，预防并治疗宝宝贫血的首选饮食。

炒青椒肝丝

材料：青椒30克，猪肝50克，淀粉、白糖、盐、料酒、葱末、姜末、香油各适量。

制作方法：

1. 把猪肝、青椒洗净切丝，猪肝丝用淀粉抓匀，下入四五成热的油中滑散捞

2. 锅内留少许油，葱、姜炝锅，下入青椒丝，加料酒、白糖、精盐及少许水，烧开后用水淀粉勾芡。

3. 倒入猪肝丝，淋入香油、醋少许即可。

营养价值：猪肝含有丰富的铁、蛋白质、及维生素 A，经常食用可补血，对患缺铁性贫血的宝宝效果极佳。

豆腐鲫鱼汤

材料：山药 15 克，豆腐 50 克，鲫鱼 150 克。

制作方法：

1. 新鲜鲫鱼去除内脏、鱼鳃清洗干净，在鱼身两边划出"十"字形，沥干水，豆腐、山药切小块。

2. 倒少许食油在铁锅内将鱼煎至金黄色时捞出。

3. 另起锅，加水烧开，放入豆腐、山药和鲫鱼中小火慢炖，炖至汤色奶白，加盐即可

营养价值：鲫鱼含有高量蛋白以及 DHA 有益于宝宝大脑发育，山药作为高营养食品，中含有大量淀粉及蛋白质、维生素、矿物质，与豆腐中的钙剂共同增强宝宝体质。

馅　类

菜肉包子

材料：面粉 200 克，玉米面 100 克，酵母 5 克，白萝卜

50 克，虾皮 20 克，盐、葱末、姜末适量，香油 1 小勺。

制作方法：

1. 玉米面和白面混合，加入酵母，揉成成面团至不粘手为宜。

2. 白萝卜去皮切丝，加少许盐拌匀至出水再挤干。

3. 加虾皮、葱末、姜粉、盐、味精、香油拌匀成馅料。

4. 将面团分成几等份，然后擀成包子皮放入馅料做成包子。

5. 将包好的菜包放入蒸锅中蒸 15 分钟，蒸熟即可。

营养价值：白萝卜具有促进消化，增强食欲，加快胃肠蠕动的作用。虾皮中含有丰富的蛋白质和矿物质，尤其是钙的含量极为丰富。粗粮、细粮搭配补充维生素的同时也提升了口感。

鱼肉水饺

材料：鲜汤适量，面粉 100 克，鲜鱼肉 50 克，猪肉 50 克，韭菜 50 克。

制作方法：

1. 将鱼肉、猪肉洗净，一起剁成肉馅，用酱油、鲜汤将肉蓉调成糊，加入盐、味精搅匀，腌制 10 分钟。

2. 将韭菜洗净切成末，加入拌好的馅中拌匀。

3. 将面粉做成饺子皮，包成饺子下锅煮熟捞出即可喂食。

营养价值：鱼肉、猪肉中的蛋白质、脂肪是宝宝成长的必需品，韭菜中除了丰富的维生素，还有促进食欲的作用。

豆沙包

材料：发酵面团，红豆沙馅 200 克。

制作方法：

1. 面发好后，擀面皮，面皮要擀的略大一些，包入红豆沙馅，做出一个圆圆的豆沙包。

2. 把豆沙包放入蒸锅蒸 15 分钟左右就可以吃了。

营养价值：红豆有较多的膳食纤维，具有良好的润肠通便功用，同时也是富含叶酸的食物。

鸡丝蘑菇馄饨

材料：鸡柳肉 100 克，蘑菇 150 克，馄饨皮，油菜 20 克，香菜 5 克，蛋清、盐、香油、高汤适量。

制作方法：

1. 鸡柳肉用刀剁细，加入调味料拌匀。

2. 蘑菇用盐水汆烫过，捞出后用水冲凉，切碎，加入鸡肉末中调匀。

3. 油菜洗净剖开切成段，香菜洗净切碎。

4. 每张馄饨皮包入少许馅料，捏拢成馄饨，放入开水中煮熟至浮起。

5. 油菜煮开后盛入碗内，再加入煮好的馄饨，并撒入切碎的香菜末即成。

营养价值：蘑菇含有大量的蛋白质和氨基酸，其含量是一般植物不能比拟的含有多种维生素，其不饱和脂肪酸比肉类都高，热能量相对较低。

面食类

菠菜面

材料：番茄 30 克，菠菜叶 4 片，豆腐 50 克，排骨汤、鸡蛋面各适量。

制作方法：

1. 将番茄去皮，切成碎块；豆腐切碎。

2. 菠菜择洗干净，开水焯一下，再切碎。

3. 锅中放入少许油，倒入排骨汤，待开锅后，将上述材料倒入锅内，煮 2 ~ 3 分钟后加入面条，待面条熟后出锅即可。

营养价值：番茄、菠菜含有丰富的维生素，豆腐是高钙食品，排骨脂肪、蛋白质含量丰富，荤素搭配宝宝营养更全面。

香蕉发糕

材料：面粉 100 克，香蕉泥 30 克，鸡蛋 1 个，植物油少量，白糖 10 克，盐少量，苏打 1 匙。

制作方法：

1. 将面粉、盐、苏打混合均匀。

2. 鸡蛋打入碗中，加糖、香蕉泥、植物油，打散混合均匀。

3. 将面粉混合物倒入鸡蛋混合物中，搅拌均匀，温水和成面团，放入蒸屉上。

4. 大火蒸 30 分钟左右，取出，晾温，即可食用。

营养价值：香蕉可以提供较高的热量并富含钾，鸡蛋含有蛋白质、维生素、矿物质等营养物质，满足宝宝能量需求和蛋白质等营养的吸收。

什锦蔬菜饼

材料：西葫芦 20 克，胡萝卜 20 克，西红柿 20 克，面粉 100 克，鸡蛋 1 个，少量盐。

制作方法：

1. 西葫芦、胡萝卜擦成丝，西红柿去皮切成丁备用。

2. 在面粉中加入鸡蛋、少许盐调成糊状。

3. 将蔬菜和面糊混合均匀后倒入有少许油的热锅中煎熟。

营养价值：西葫芦含有较多维生素 C、葡萄糖等营养物质，西葫芦富含水分，有润泽肌肤的作用。

烤蛋糕

材料：面粉 100 克，发酵粉 5 克，鸡蛋半个，糖 10 克，牛奶 50 克。

制作方法：

1. 将面粉和发酵粉搅拌均匀。

2. 把糖加入牛奶、鸡蛋中，搅匀。

3. 将以上材料迅速搅匀后放入烤箱中 15 分钟，或倒入有少量热油的平底锅中煎熟即可。

营养价值：丰富的钙剂、蛋白质是宝宝成长所必需的营养物质。

夹心面包卷

材料：主食面包片 2 片，煮熟的鸡蛋 1 个，生菜 1 片，1 小勺蛋黄酱，果酱适量。

制作方法：

1. 生菜洗净切碎，熟鸡蛋切碎。

2. 用蛋黄酱把鸡蛋和生菜末拌匀。

3. 将 1 片面包涂上果酱；另一片面包涂上蛋黄酱、鸡蛋及生菜的混合物。

4. 把两片面包压紧，切成小块就可食用。

营养价值：生菜中含有膳食纤维和维生素 C，面包所含的碳水化合物，鸡蛋中的蛋白质，都是宝宝不可缺少的营养物质，尤其是鸡蛋黄中的卵磷脂可以健脑益智。

肉松卷

材料：面粉 100 克，牛奶 50 克，发粉少许，肉松 20 克。

制作方法：

1. 将面粉、发粉、牛奶揉匀成面团。

2. 将面团分成等份，压扁，卷上肉松。

3. 上笼屉蒸 15 分钟左右即可。

营养价值：碳水化合物、蛋白质、钙都是宝宝发育必不可少的营养物质，也是宝宝生长所需能量的来源。

其　　他

奶油焖虾仁

材料：鲜虾仁 300 克，奶油 50 克，蛋黄 1 个，色拉油 2 小匙，植物油、料酒、盐各适量。

制作方法：

1. 将虾用水浸泡，洗净后，沥干水，将鸡蛋打入碗中，滤去蛋清，留下蛋黄，打散备用。

2. 锅中放入适量油，待油热后加入虾，大火炒 2 分钟，加入料酒、盐，待虾变色后立即取出。

3 将奶油倒入锅中，小火煮约 5 分钟左右。

4. 将蛋黄打入奶油中，快速搅拌，稍煮后加入虾，煮沸即成。

营养价值：虾仁含有丰富的脂肪、蛋白质、维生素等营养物质，有利于促进宝宝智力发育，促进宝宝生长发育。

苹果、草莓、糯米粉

珍珠水果

材料：糯米粉适量，苹果、草莓、香蕉适量（其他应季水果也可以）。

制作方法：

1. 用糯米粉加水加工成珍珠大小的丸子。

2. 待水开后加入丸子煮熟，过凉水备用。

2. 将苹果、草莓、香蕉切成碎块。

3. 将水果和丸子加入少许糖拌匀即可。

营养价值：时令水果可以补充宝宝所需的维生素，糯米富含 B 族维生素，是适于温补强壮的食品，具有补中益气、暖脾胃的作用，两者温、凉搭配，既保证营养，又保护宝宝脾胃。

番茄猪肝

材料：猪肝 30 克，番茄 50 克，油、盐少许。

制作方法：

1. 猪肝洗净、切片，番茄洗净、切块。

2. 待油热后，放入番茄炒软。

3. 加入猪肝拌炒后，调味即可。

营养价值：猪肝中铁质丰富，还含有维生素 A、维生素 B₂，番茄含有纤维素 C 和番茄红素，维生素 C 可以促进铁剂的良好吸收，有利于促进宝宝健康成长。

奶油烤鱼

材料：鲈鱼片 200 克，蘑菇 10 克，番茄 10 克，鸡蛋 1 个，葱头 30 克，熟土豆 50 克，油 20 克，奶油 100 克，干酪末 20 克，精盐适量，黄油 20 克。

制作方法：

1. 将鱼片抹上盐腌制 20 分钟；蘑菇、番茄洗净切片；葱头洗净切丝；熟土豆切片；鸡蛋煮熟后切片；烤盘内浇过一层奶油备用。

2. 把煎锅烧热后倒入油，待油温五成热时，放入沾过面粉的鱼片煎至金黄色，捞出，放入烤盘内。

3. 把锅烧热后倒入油，待油温六成热时放入葱头丝炒至黄色，倒在烤盘上，并加上蘑菇、鸡蛋、番茄，周围码上土豆片，然后浇上奶油，撒上干酪末，淋上热黄油，放入烤箱烤熟即可食用。

营养价值：丰富的蛋白质、维生素、矿物质、脂肪都是宝宝不可缺少的营养物质。

奶酪烤豆腐

材料：豆腐 100 克，奶酪片 20 克，黄油适量。

制作方法：

1. 将豆腐切成薄片平放于容器中。

2. 平底锅底涂少量黄油、将豆腐平放入锅内。

3. 奶酪切薄片盖在豆腐表面。

4. 加盖煎至奶酪熔化即可。

营养价值：奶酪被称为"奶黄金"。含有优质蛋白质，豆腐营养丰富，素有"植物肉"之美称，含有铁、钙、磷、镁等宝宝生长必需的多种微量元素。

什锦猪肉菜末

材料：猪肉 15 克，番茄 10 克，胡萝卜 10 克，大葱适量，柿子椒 10 克，盐少量。

制作方法：

1. 把猪肉、去皮的番茄、胡萝卜、大葱、柿子椒都切成碎末。

2. 把猪肉末、胡萝卜末、柿子椒末、葱末一起放入锅内，加适量水煮。

3. 待肉煮软，再加入番茄末、少量盐，煮至锅内所有材料都软烂后即可。

营养价值：猪肉含有丰富的优质蛋白质和脂肪酸，所含的各种氨基酸的构成比例接近宝宝需要，因此容易被宝宝充分利用，各类蔬菜丰富的维生素也有利于宝宝生长发育。

 洋葱、茄子、西红柿 **杂味烂炖**

材料：洋葱 10 克，土豆 20 克，青椒 20 克，茄子 100 克，西红柿 50 克，食用油少许。

制作方法：

1. 洋葱、青椒、茄子切丁，土豆、西红柿去皮切丁。

2. 炒锅放油加热后，先放入洋葱翻炒。

3. 再加入其他蔬菜，翻炒搅拌后，盖上盖，用小火炖 30 分钟左右至菜烂即可。

营养价值：茄子富含的维生素 P 等营养物质能增强毛细血管的弹性。青椒含有抗氧化的维生素和微量元素，能增强人的体力，还能增进食欲，促进消化。

営 **营养鱼松**

材料：鲫鱼肉 100 克，食用油少许，盐少许。

制作方法：

1. 将鱼肉洗净，去骨去皮，放蒸锅内蒸熟。

2. 炒锅放油，小火加热，把鱼肉倒入锅内翻炒。

3. 待鱼肉香酥时，加入盐，再翻炒几下，即成鱼松。

营养价值：鱼肉中含不饱和脂肪酸，鱼肉中的矿物质，如铁、磷、钙等，也都非常丰富。此外，鱼肉肉质细嫩，宝宝更容易吸收。

什锦布丁

材料：全麦自发粉 200 克，胡萝卜 30 克，苹果 50 克，葡萄干 50 克，2 个鸡蛋蛋清，植物油 100 毫升，香草、香精各适量。

制作方法：

1. 把胡萝卜、苹果切成丁，与葡萄干一起和面粉混合搅拌。

2. 鸡蛋、香草、香精、油搅拌备用。

3. 两份备料倒进一个碗中，搅拌。

4. 将搅拌好的材料置于布丁模子中，烤箱中烤 20 分钟左右即可。

营养价值：葡萄干含有纤维和酒石酸，减少污物在直肠中停留的时间。

香椿芽拌豆腐

材料：豆腐 100 克，嫩香椿芽 25 克，香油 3 克，精盐少量。

制作方法：

1. 将香椿芽择洗干净，用开水焯 5 分钟，放入碗内，倒入沸水，用盘子扣上，焖 5 分钟，捞出挤去水，切成细末。

2. 将豆腐切成小丁，放入锅内稍煮一下，捞出放在盘内，加入香椿芽末、精盐、香油拌匀即成。

营养价值：香椿含有丰富的维生素 C、胡萝卜素等，有助于增强宝宝免疫功能，并有润滑肌肤的作用，还能健脾开胃，增加食欲。

虾皮冬瓜

材料：冬瓜 100 克，虾皮 20 克，花生油 2 小匙，盐少量。

制作方法：

1. 将冬瓜削皮，去瓜瓤，切成小厚片；虾皮用温水稍泡洗净待用。

2.将油放入锅内，油热后投入冬瓜煸炒，然后加入虾皮、盐翻炒均匀，烧透入味即可喂食。

营养价值：冬瓜有清热解暑的功效，适合宝宝在夏季食用，冬瓜中还含有大量维生素C，可增强宝宝的机体免疫力。

 雪菜炖豆腐

材料：瘦猪肉25克，雪菜25克，豆腐100克，植物油8克，盐、葱末、姜末少许。

制作方法：

1.瘦猪肉洗净，在热水中烫一下，去掉血水，剁成肉泥；雪菜洗净，切碎；豆腐切成小块。

2.炒锅放油，待油热后，放入肉泥、葱、姜煸炒。

3.放入豆腐、雪菜末、少量清水、盐，一起炖烂即成。

营养价值：雪菜含有胡萝卜素和大量食用纤维素，可以提高宝宝免疫力，宽肠通便作用，开胃消食。豆腐、猪瘦肉中蛋白质、脂肪等营养物质，能促进宝宝生长发育。

 虾仁豆腐

材料：南豆腐200克，小虾仁50克，鸡蛋1个，葱5克，姜5克，蒜5克，鸡汤150克，盐、糖适量，鲜酱油5

克，淀粉 5 克。

制作方法：

1. 虾仁洗净，抽去虾肠，沥干水。

2. 豆腐放入滚水中煮 2 分钟，捞起，切小块。

3. 烧热锅，下油至七成热，放姜、蒜炒香，放豆腐煮滚，打入鸡蛋，下虾仁煮熟，放葱、勾芡即可。

营养价值：虾仁营养丰富，含有丰富的含蛋白质、钙质，而且肉质松软容易消化、吸收。

豌豆炒肉末

材料：鲜嫩豌豆 200 克，猪肉 100 克，植物油 10 克，酱油、精盐、葱、姜末适量。

制作方法：

1. 将猪肉剁成末；豌豆洗净，控干水分。

2. 将油放入锅内，热后下入葱姜末略炒。

3. 加肉末和少量酱油煸过，然后把豌豆和剩余的酱油、精盐放入，用旺火快炒，熟后出锅即成。

营养价值：豌豆富含赖氨酸，能促进人体发育、增强免疫功能，并有提高中枢神经组织功能的作用。

2～3岁的宝宝进入身心发育的关键期

宝宝需要的营养

满2周岁是宝宝成长过程中的一个新的而且很重要的里程碑，这个阶段的宝宝，一般乳牙都出齐了，咀嚼能力有了进一步的提高，运动量也逐渐增大，身心的发展越来越呈现出幼儿的状态，3岁以前的营养不良，可导致脑细胞数量、神经纤维树状突和神经纤维末梢突触数量的明显减少，最终影响脑的最优发育。为了满足宝宝生长发育的需要，妈妈要注意饮食的多样化，需要给宝宝额外的补充食物，保证营养全面与均衡。妈妈想要使宝宝身体健康、大脑发育良好，就必须让宝宝摄取比较全面的营养。

宝宝饮食中要有充足的优质蛋白

各种各样的营养对于2～3岁的宝宝来说是极为重要的，宝宝此时的物质代谢比较旺盛，生长发育也较迅速，对于正处在生长发育期的宝宝来说，每天必须要摄入一定量的蛋白质作为生长发育的主要物质基础。因为这些蛋白质在参与制造宝宝肌肉、骨骼、血液、皮肤的构成是必不可少的。瘦肉、鱼类、禽类、奶制品、蛋类、大多数坚果和豆类中的优质蛋白含量最高。

合理摄入脂肪

脂肪是构成身体细胞的重要成分之一，可以给宝宝提供生长过程中的必需脂肪酸。其中的磷脂是形成新组织和修补旧组织、调节代谢所不可缺少的物质，其中的不饱和脂肪酸是合成磷的必须物质，对皮肤的微血管有保护作用。而且脂肪产生的热能在所有营养素中是最多的，它可以提供维持生命必需的热能还具有提高智力的特殊功能。

处于生长发育阶段的宝宝，机体新陈代谢旺盛，需要大量的热量，正是脂肪满足了宝宝对热能的需要。如果宝宝体内缺乏了脂肪，他会经常感觉到饥饿，进而影响身体的健康发育。由于得不到充足的热量，可能他会通过获取其他食物来补充体内所需，比如吃零食或者糖类等高能量食品，从而增加肠胃负担，导致消化功能的紊乱。因为脂肪存于皮下肌肉间隙及内脏间隙，具有隔热保温和支持保护体内脏器，以及保护关节、神经等免受外力摩擦、碰撞至伤的作用。脂肪不足的宝宝，肢体各器官受伤害的机会增多。

由于脂肪的饱腹作用大，宝宝生长虽旺盛，但胃肠道消化功能尚未发育成熟，脂肪的摄入常常会引起腹泻，导致营养素丢失，所以最好以植物性脂肪的添加喂养宝宝，如豆油、花生油等，因为植物性脂肪中含的不饱和脂肪酸是宝宝细胞的重要物质，尤其在脑和神经组织中最多，是维持神经系统功能不可缺少的物质。如果不饱和脂肪酸供给不足，将对脑髓神经的正常发育和智力发展造成很大的影响。如果宝宝长期食用过量的动物性脂肪，尤其是肥肉、肝肾等食品还会影响钙的吸收而造成骨质生长的障碍。

脂肪也是脂溶性维生素 A、维生素 D、维生素 E 等的溶剂，这些维生素只有在脂肪中溶解才能被机体有效吸收。如果宝宝饮食中长期缺乏脂肪的供给，必然会造成这些脂溶性维生素的缺乏，进而使宝宝的呼吸道、生殖器官黏膜、骨骼的发育受到影响。脂肪也可以延长食物在消化道内停留时间，利于各种营养素的消化吸收。

宝宝的脂肪需要量为每日 4 ~ 6 克 / 千克，他们每天的能量应有 30% ~ 35% 来自脂肪，而必需脂肪酸供能约占总能量的 1% ~ 3%，不能低于 0.5%。花生油、菜籽油、豆油、葵花籽油等植物油，动物的肉、内脏，各类坚果如核桃仁、杏仁、花生仁、葵花籽仁等，各种豆类如黄豆、红小豆、黑豆等，部分粮食如玉米、高粱、大米、红小豆、小米等都是脂肪的重要来源。

给宝宝补充锌

锌是大脑中含量最多的微量元素，能够促进脑细胞发育和分裂，为宝宝智力发育打下坚实的物质基础，可以直接参与神经分泌活动，使宝宝记忆功能和反应能力加强；而且锌也是对免疫力影响最明显的微量元素，除直接促进宝宝胸腺、淋巴结等免疫器官发育、行使功能外，还有直接抗击某些细菌、病毒的能力，从而提高儿童免疫功能，增强儿童对疾病的抵抗力，减少儿童患病的机会。宝宝一旦严重缺乏锌，将会导致智力发育不良，还可导致贫血、异食癖等。禽蛋、鱼、肉、大豆等都是含锌较高的食物，可根据宝宝的情况，多给宝宝喂食此类食物。

宝宝的健康成长需要钙

钙是人体含量最多的矿物质，是构建宝宝骨骼、牙齿的"主力军"，宝宝这个时期已经到了生长发育的关键阶段，由于宝宝这个时期的乳牙已经基本出齐，钙元素的需求可以主要依靠饮食的补充，因为每天依然需要800毫克钙，所以妈妈一定要注意在宝宝饮食中添加含钙比较丰富的食物，促进宝宝健康成长。如果不能摄入足够的钙，不仅会使宝宝的骨骼、牙齿发育受到影响，还有可能引起佝偻病、软骨病等骨骼疾病，海产品如鱼、虾皮、紫菜、海带等，豆制品，鲜奶、酸奶、奶酪等奶制品，根茎类蔬菜如胡萝卜、小白菜，还有鸡蛋中钙的含量都是比较丰富的，宝宝都可以食用。

2～3岁的宝宝活动范围基本和成人差不多，在日照充足的情况下，尽量增加宝宝的户外活动，因为日照可以促进自身合成维生素D，同时促进宝宝对食物中的钙的良好吸收，调节钙、磷代谢，促进骨骼的钙化和牙齿的健康生长。正常情况下，宝宝每天保证2小时的日照时间，再加上均衡的饮食，就不需要额外的补充维生素D。

乳酸菌是宝宝肠道的守护者

乳酸菌是一种存在于人体内的益生菌，它能使肠道菌群的构成发生有益变化，改善宝宝的胃肠道功能，恢复宝宝肠道内菌群平衡，从而维护宝宝的健康；不仅如此，乳酸菌还能促进蛋白质、单糖及钙、镁等营养物质的吸收，同时产生维生素 B 族等大量有益物质，可以增强宝宝免疫力和抵抗力。

可是随着宝宝年龄的增长，体内的乳酸菌逐渐地减少，而宝宝的需求却在增加，不过这个时期的宝宝可以添加酸奶了，所以妈妈就要抓住这个良好的机会，适量给宝宝补充乳酸菌，每天 100 毫升左右就可以满足宝宝的生长需求了。不过酸奶的营养成分与牛奶还是有区别的，即使宝宝喜欢喝也不可以用酸奶代替牛奶喂养宝宝。

补充核苷酸和叶酸

核苷酸对宝宝的生长发育是十分重要的，它能增强宝宝的免疫能力，提高宝宝的抵抗力，减少宝宝患病机会。核苷酸对宝宝消化系统的发育大有好处，可以维持宝宝消化道的正常功能，可减少肠炎及腹泻的发生。核苷酸由于其调节血液中的脂质，因而可以有助于宝宝的脑部发育和细胞的健康。此时期的宝宝可以通过食用豆类、动物内脏、鱼类、家禽类的食物来获取宝宝发育所需要的核苷酸。

叶酸普遍存在于绿色蔬菜中，因此多给宝宝添加绿色蔬菜十分重要。叶酸在宝宝的生长发育中可以帮助蛋白质的代谢，并与维生素 B_{12} 共同促进红细胞的生成和成熟，是制造红细胞不可缺少的物质，起到促进宝宝组织细胞发育的作用。最重要的是叶酸有助于精神和情绪的健康发展。

在 3 岁左右的宝宝食品中添加适量叶酸，有助于促进其脑细胞生长，并且提高宝宝智力。3 岁左右的宝宝每日叶酸的需求量为 50 微克。建议家长给宝宝食用全麦面粉、大麦、糙米豆类、坚果类食品、橘子、香蕉、柳橙、菠菜、油菜、西兰花等，这样就可以很好地补充宝宝每日所需的叶酸。

不可忽视的其他微量元素

还有一些必要的微量元素也是宝宝生长发育过程中不可缺少的营养，如硒能清除体内自由基，排除体内毒素、抗氧化、能有效地抑制过氧化脂质的产生，帮助增强宝宝的免疫功能，多见于鱼类、虾类等水产品，动物的内脏、蘑菇及芝麻等。天然胡萝卜素可以帮助宝宝保持眼角膜的润滑及透明度，促进眼睛的健康，还可以帮助宝宝改善和强化呼吸系统功能。其转化成维生素 A，可以被宝宝的身体直接吸收，帮助保持肌肤与器官内腔黏膜的正常生理功能。胡萝卜素作为一种天然的食物色素，主要存在于深色蔬菜，绿色、红色、深绿色的蔬菜中。由于胡萝卜素是脂溶性的，烹调时最好用油炒一下，脂肪有助于它被宝宝吸收。

辅食添加的基本原则

营养合理、膳食平衡，对宝宝是至关重要的，宝宝是一个特殊的群体，其特殊性就表现在他们正处于身体机能、大脑细胞、心理、行为的关键发育期，所以充足、合理的营养对他们来说就极为重要。只有提供宝宝合理的营养，才能维持他们正常生理功能，促进宝宝健康的生长发育、提高抵抗力和免疫力的基础。不管是营养不良还是营养过剩，对宝宝都是不利的，都会导致宝宝发育不正常。

宝宝饮食要科学合理安排

2～3岁的宝宝，对热量和各种营养物质的需要虽然比1岁以内的宝宝稍低，但由于宝宝骨骼在迅速发育，整个身体处于发育的旺盛时期，身体需要的营养仍然比较丰富。如果营养供应不及时、全面，会使宝宝发育迟缓、抵抗力低下，严重者会出现营养缺乏症。所以这个阶段的宝宝营养需求仍较成人要高。但是，由于宝宝消化机能没有完全发育成熟，不能立即适应成人的饮食，还需要有1～2年左右的适应过程。所以，这个时期的饮食应注意合理、科学安排。

合理的饮食让宝宝聪明健康

宝宝摄入的营养量，大约有80%用于神经系统的发育，3岁以前为宝宝安排合理的营养饮食，可以保持其良好的营养水平和健康状况，也能帮助维持宝宝身体的健康水平，同时保证其智力上最充分的发展。由于 2 岁以后，宝宝每天所需的营养比以前要有所增加，再加上宝宝的牙齿咀嚼能力、胃肠道消化能力日趋完善，因此饮食也不必像以前一样要做得很碎，再加上饮食的限制比较少了，食物的范围也就可以逐步扩大，妈妈就可以根据自己宝宝的需求，来增添各种花样的食物。在考虑宝宝的饮食时，不仅要照顾到幼儿宝宝的进食特点，还要考虑到幼儿宝宝生长发育的需要。宝宝的食谱应当是五谷杂粮均有，肉蛋、蔬菜、水果的数量足，质量优，以保证各类营养素的供给。宝宝一日可安排 3 次正餐，1 ~ 2 次加餐，并可以在晚上睡前喝一杯牛奶。

粗纤维食物适当补充

　　2 岁以后的宝宝由于饮食选择的范围进一步扩大，有的妈妈为了让宝宝营养丰富一些，在给宝宝的饮食中往往以肉类为主，认为豆类、薯类这些含粗纤维较多的食物中营养成分较少，而且可能给宝宝的肠胃带来负担，就会认为它对健康没什么作用。

　　事实上，粗纤维食物也含有较多的微量元素、维生素和膳食纤维，而且宝宝在食用粗纤维食物时，要经过多次反复咀嚼才能吞咽下去，妈妈可不要低估这个咀嚼的过程，就是这样一个简单的咀嚼，对宝宝的牙齿的发育和牙病的预防有不可替代的作用。宝宝通过咀嚼硬度适当的纤维素含量高的食物，一方面可以使附着在牙齿表面或者牙龈上的食物残渣，在咀嚼过程中随着唾液的大量分泌而得到清洁，在保护牙齿的同时还可以促进口腔血液循环和肌肉的发育。

另外，在孩子长牙时，除了补充丰富的营养，足量的钙质外，良好的咀嚼也是宝宝颚骨健康发育，牙齿整洁、健康生长的基础。由于粗纤维可以增加粪便的体积，减少食物残渣在肠中停留的时间，提高新陈代谢，促进肠蠕动，所以对宝宝的胃肠道功能的改善，便秘的预防、治疗都是功不可没的。对一些食量较大的宝宝摄入适当的粗纤维食物也是控制体重，减少肥胖病发生的好办法。荞麦面、燕麦面、玉米面以及薯类、各种豆类、萝卜、白菜、芹菜、韭菜之类的粗纤维蔬菜等都可以作为给宝宝添加的粗纤维食物。

不要给宝宝"甜蜜的伤害"

对正在迅速成长的宝宝来说，糖作为碳水化合物之一，是体内不可缺少的营养物质，也因为宝宝大多喜欢甜的味道，这样妈妈为了让宝宝多吃饭就会给宝宝一些甜食或者干脆在宝宝的饮食中多加糖。众所周知，糖分长时间停留在牙齿表面，没有及时刷牙就会对宝宝的牙齿会造成损害，还有糖是高能量、纯热性的食物，摄入过多会产生很多的肥胖宝宝，可是妈妈也许不知道，糖的危害远不止这一些。

首先经常吃甜食的宝宝体质会从正常的弱碱性变成酸性，而酸性体质对宝宝的健康是和不利的，一方面会使宝宝被细菌感染的机会增加，再者中性或弱酸性会消耗宝宝的碱性物质，对宝宝来说非常重要的碱性物质就是钙，很容易使宝宝发生缺钙，影响骨骼的生长，严重的甚至会引起佝偻病，如果酸性物质堆积在大脑内，还会使宝宝出现莫名其妙的恼怒、情绪激动、脾气暴躁、多动等情绪变化现象。

糖中含的蛋白质、维生素、矿物质、纤维等其他营养成分是非常少的，而且一旦太多的糖在宝宝肚子里蓄积就会发酵，造成肠蠕动增加同时还会破坏宝宝肠内菌群的平衡，轻者引发腹痛，重者导致腹泻，这便导致宝宝对上述生长所需的营养物质更加缺乏；还有大量摄入含糖食品，可能会引起血液渗透压降低，使晶状体和眼房水的渗透压也发生改变，而造成宝宝眼睛的损害；甚至过多的糖摄入可引发或者加重宝宝的哮喘。尤其妈妈要注意的是糖就像烟瘾和酒瘾一样，会使大脑不间断发出要摄入糖分的讯号，导致吃糖的人会越来越爱吃糖。所以为了宝宝的健康成长每天额外吃的糖最好不要超过 10 克。

一日三餐比例得当

宝宝一天饮食安排要合理，而且要在三餐中合理分配膳食中的热量。按照早餐要吃好，午餐要吃饱，晚餐要吃少的营养比例，把食物合理安排到各餐中去。宝宝三餐占总热量的比例基本可以按照早餐占30%，午餐占40%，晚餐占30%，进行调配。为了满足宝宝上午活动所需热能及营养，早餐除主食外，还要加些乳类、蛋类和豆制品、青菜、肉类等食物，午餐的进食量应高于其他各餐。晚饭要给幼儿吃得清淡一点，同时晚餐不宜进食太多，否则不仅对宝宝消化功能不利，还会影响宝宝晚上的睡眠。中国营养学会推荐2～3岁孩子各类非乳类食物的每日摄入量：谷类100～150克，蔬菜类150～200克，水果类150～200克，蛋类、鱼虾肉、瘦畜禽肉等100克，动、植物油20～25克。

过硬的食物远离宝宝

随着宝宝逐渐长大，接触的食物也越来越多，但是有些食物还是不能给宝宝吃，如花生米、煮豆、脆饼干等硬的食物。这是由于宝宝的后槽牙长得较晚，即使有些宝宝后槽牙长出来，也要过一段时间才能用力咀嚼花生米等硬的食物，这会引起食物误入气管的现象发生。如果过早给宝宝太硬的食物会影响到宝宝的咀嚼习惯，由于太硬的食物超过了宝宝的咀嚼能力，会让宝宝不进行咀嚼食物，就直接吞咽了下去，时间久了会养成宝宝不爱咀嚼食物的习惯。

不要给宝宝吃炸油条

宝宝逐渐长大，很多饮食可以和大人们的差不多，有的妈妈就会给宝宝吃炸油条当早点，我们知道，在制作油条的过程中必须加入明矾，明矾中含有铝的成分，铝的化合物是很容易被宝宝吸收的。经常食用油条会导致宝宝食欲缺乏、消化不良甚至影响肠道对磷的吸收，而缺磷又影响磷酸钙生成，造成沉积在骨质中的钙流失，使骨质变得疏松或者发生骨软化症；铝的化合物还会使脑组织发生器质性改变，可干扰宝宝的意识与记忆功能，出现记忆力减退、智力下降；还可能使宝宝皮肤弹性降低，缺少光泽，皮肤褶皱增多。

宝宝不要吃含铅的食物

铅也是宝宝脑细胞的一大"杀手"，宝宝食物中含铅量过高不仅影响宝宝体格发育，更重要的是阻碍宝宝智力发育和心理行为发育。宝宝年龄越小，神经系统受损害程度越大，长期食用会造成宝宝记忆力下降，反应迟钝。因此，在宝宝食品中要减少铅的摄入量。松花蛋、爆米花等都是含铅量较高的食品，不宜给宝宝食用。另外，罐装食品、饮料也含铅，同时应尽量少用含铅的器皿为宝宝制作食物。

良好的进食习惯是宝宝营养全面、身心良好发育的基础

宝宝吃饭的过程看似平常，2～3岁的宝宝，培养良好的进食习惯仍然是非常必要的，其实这不仅能满足宝宝生长发育的需要，也是提高他们的协调能力，促进他们心理发育的过程，还是开发宝宝的社交能力，学习和探索人生的重要途径。

为了鼓励宝宝有规律的进餐，应该尽量安排和大人一起

吃饭，一是在宝宝进餐时可以帮助他们锻炼自己动手吃饭的能力，二是规律正常的饮食可以培养宝宝良好的咀嚼习惯。宝宝吃饭的时间同时也可以得到控制，一般宝宝进食在三十分钟以内完成，不要让宝宝一边吃饭一边玩耍。在定时定量规律进餐的基础上对于2岁以上的宝宝，应安排好早、中、晚三餐及点心。不要让宝宝养成挑食、偏食、饭前吃零食的习惯，以达到均衡的饮食结构。

宝宝饮食的基本要求

宝宝2岁以后，牙齿的咀嚼能力大幅度提高，随之胃肠道消化功能也日趋完善，因此宝宝的饮食也不必像以前一样要做得很碎，食物的范围也扩大了很多。宝宝饮食的制作过程中多添加一些成形的食物，适当减少些流质食物。但是要注意，宝宝饮食应该限制脂肪、糖、盐的摄入量，同时在给宝宝添加食物时，应注意添加蔬菜、水果类食物，如柑橘、红枣、番茄等富含维生素C，可提高肠道对铁的吸收率。另外，在保证宝宝优质蛋白质、碳水化合物的同时还需要格外注意宝宝钙质的补充，食品中虾皮、紫菜、豆类及绿叶菜中钙的含量都较高。

宝宝饮食控制盐的摄入量

宝宝2岁以后，通常可以与家人吃一样的正餐了，不过宝宝的饮食要保持淡味，因此一定要控制对盐的摄入量，根据世界卫生组织的建议，我们成人每人每天盐的摄入量应不超过 6 克，宝宝 6 岁之前，盐的摄入不应该超过 2 克，摄入太多的盐对宝宝很不利，儿童在婴儿时期经常吃过咸的食物，会导致宝宝在年轻时就患上高血压，甚至引起水肿。另外，宝宝吃盐过多还是导致上呼吸道感染的诱因。所以为了宝宝的健康，把正餐做成淡淡的味道，让宝宝从婴幼儿时期就习惯淡味食物。

用心为宝宝制作饮食，防止宝宝挑食

因为宝宝两岁半左右乳牙基本出齐，一般都不需要额外的进行药物补充钙、锌等微量元素，所以宝宝更要饮食全面合理，改善宝宝挑食、偏食的毛病，以保证从日常饮食中满足他们生长发育所需的营养价值。

2 岁以后的宝宝开始对食物挑剔起来，所以为宝宝准备食物就要更加用心，妈妈在准备食物时要记住各餐的食物搭配要合适，有稠有稀，有荤有素，搭配一点粗粮加工，饭菜要变换花样、种类，尽量做到每天饮食不重复，不仅保证粗粮中的植物蛋白质有效利用，还有助于宝宝消化吸收利用，营养全面均衡。

一般像玉米、燕麦这类粗粮口感欠佳，宝宝一般不会喜欢，尤其吃惯了精细食物的孩子，接受起来会困难一些，粗粮可以给宝宝做成熬玉米面粥、糙米饭、或者磨成面粉做混合面馒头等，使粗粮变得适合宝宝口味，这样既能增进小儿食欲，又能增加营养，有助于孩子生长发育。

不喜欢蔬菜的宝宝可以荤素搭配，脂肪多数是芳香物质，有利于提高食品的香气和味道，以增进食欲；也可以用几种蔬菜混合作馅，做成小包子、小馄饨，让宝宝更容易接受。

因为宝宝这期间对明亮鲜艳的色彩非常感兴趣，如果宝宝不好好吃饭，妈妈们可以在食物的烹调和装盘上多下工夫。饮食在加工制作的时候就要尽量保持一些蔬菜的本色，把面食类的点心做成宝宝喜欢的可爱形状，装盘的颜色和形状选择宝宝喜欢的类型，但是在刀工上最好是切成宝宝习惯的形状，因为一些特殊的形状对宝宝来说，他们需要经过尝试、适应后才会接纳。

正确的加工方法保证营养不流失

妈妈为宝宝准备的饮食，有时候看上去非常用心和精致，可是宝宝的营养状况却不尽如人意，这就有可能是妈妈的加工方法不得当造成看似营养丰富的饮食反而营养缺失。所以一些小细节就不容忽视，比如做粥的时候，为了使粥看着黏滑、烂得快，煮的时候会加碱，其实，加了碱后，就会使米中的维生素 B_1、B_2 与维生素 C 遭到破坏影响宝宝营养摄取；可以生吃的蔬菜像黄瓜、番茄等不要煮得太熟，以免过度的加工导致维生素的破坏和流失，但是像胡萝卜这样含有脂溶性维生素的蔬菜最好油炒；为宝宝制作米饭，要在米粥的基础上逐渐地减少添加的水分，可以先煮成软一点的米饭，等宝宝慢慢适应了这种软硬程度后，再根据宝宝的情况向成人的饮食过渡。

为宝宝提供良好的就餐环境

这个年龄的宝宝因为模仿性很强，好奇心也增强，所以就餐的环境就格外重要，因为他们容易受到周围人的影响，所以进餐时父母就要以身作则，不要在和宝宝一起用餐时出现挑挑拣拣、或者边吃饭边聊天的现象。一般孩子吃东西都会有一些偏好，这是正常的，对宝宝非常排斥的某一种食物，妈妈就不要过于强迫，要根据日常宝宝的饮食习惯，找出宝宝喜欢吃的水果、肉类或者蔬菜，适量给宝宝提供它感兴趣的食物，慢慢加以引导，让宝宝逐渐适应然后喜欢这一类食物。

常见辅食的制作方法

汤　类

金针菇豆腐汤

材料：嫩豆腐、瘦肉各 50 克，金针菇 100 克，植物油适量，姜末、生抽、香油、盐、豆豉酱各少许。

制作方法：

1. 用水调开豆豉酱成糊状，豆腐洗净，切块；金针菇洗净后，切段；瘦肉洗净，切丝。

2. 油锅烧热，下入姜末炒香后，将肉丝炒散，再放入金针菇，略炒。

3. 加适量水和豆豉糊，调匀，煮开后下入豆腐块，开锅后，加入生抽和盐调味，淋上香油，即可。

营养价值：金针菇营养价值较高，含有氨基酸、糖、脂肪、多种维生素和矿物质，特别是富含赖氨酸和精氨酸。常食可促进宝宝健康生长。

小排骨黄豆汤

材料：排骨 100 克，鲜黄豆 60 克，姜 1 片，盐、香油各适量。

制作方法：

1. 排骨洗净焯去血水；黄豆冲洗后，泡 10 分钟。

2. 排骨和黄豆一起放入锅里，加姜片、适量水用大火煮开，然后转中火慢煮 30 分钟。

3. 加盐调味再略煮 2 分钟，淋入香油即可。

营养价值：排骨不仅含蛋白质、脂肪、维生素，还含有大量磷酸钙、骨胶原，可为宝宝提供丰富钙质，促进宝宝成长。

双料萝卜鱼丸汤

材料：青萝卜、胡萝卜各 30 克，鱼丸 20 克，盐、香油各少许。

制作方法：

1. 萝卜都去皮，洗净，切成 1 厘米左右的小块。

2. 锅内加水煮开后，放入胡萝卜和青萝卜块煮透，然后加入鱼丸煮熟。

3. 撒上盐，略煮 1 分钟，滴入香油，即可。

营养价值：青萝卜和胡萝卜都含有丰富的维生素以及钙、镁、铁、锌等矿物质，鱼丸中含有大量的 B 族维生素，对宝宝也很好。

紫菜猪肉汤

材料：紫菜 100 克，黄瓜 100 克，猪瘦肉 150 克，姜、酱油、淀粉、植物油、盐适量。

制作方法：

1. 黄瓜洗净，切薄片；姜切末。

2. 紫菜浸于清水中，浸软后滤干水，撕碎。

3. 瘦肉洗净控干水，切薄片，加入酱油、盐、淀粉腌 10 分钟，放入开水中煮至半熟，捞起沥干水。

4. 锅内放油，油热后加入姜末，放入黄瓜炒片刻，加入水放紫菜煮开，然后放下肉片，待肉片熟后即可。

营养价值：紫菜中含有丰富的蛋白质，多种维生素，钙和 DHA 等成分，而且还是含有丰富矿物质的碱性食品，能增强记忆、促进骨骼、牙齿的生长。猪肉属于优质蛋白质，营养价值高；黄瓜含有蛋白质、脂肪、糖类，多种维生素，尤其所含的细纤维素，可以促进肠道蠕动，加速废物排泄，改善宝宝新陈代谢

粥 类

小米蛋奶粥

材料：小米 100 克，牛奶 200 毫升，鸡蛋 1 个，白砂糖少许。

制作方法：

1. 将小米淘洗干净，备用。

2. 锅内加水，放入小米，用旺火煮至小米涨开，加入牛奶继续煮至米粒烂熟。

3. 鸡蛋打入碗中，用筷子搅散，淋入奶粥中，加白糖熬化即可。

营养价值：小米含有蛋白质、脂肪、维生素 B_1；牛奶中含丰富的人体必需的脂肪酸和磷脂，易于吸收，有助于宝宝

的健康成长。

青菜粥

材料：大米 300 克，菠菜 30 克，精盐少许。

制作方法：

1. 将青菜洗净，放入开水锅内煮软，切碎备用。

2. 将大米洗净，用水泡 1 小时后，下锅煮 30 分钟左右。

3. 加入精盐及切碎的菠菜，再煮 10 分钟左右即可。

营养价值：大米含有宝宝发育需要的碳水化合物、钙、磷、铁，菠菜含有宝宝需要的维生素 C、胡萝卜素、蛋白质等多种营养素。

红薯南瓜粥

材料：红薯 100 克，南瓜 100 克，大米 200 克。

制作方法：

1. 将大米洗净，用水浸泡 1 小时左右，红薯、南瓜去皮切块。

2. 锅内加水，放入大米、红薯及南瓜块，煮至米烂即可。

营养价值：红薯含丰富的 B 族维生素及赖氨酸，南瓜含有维生素和果胶，可以保护胃黏膜、帮助消化，南瓜还含有丰富的锌，促进宝宝生长发育。

素菜类

炒碎菠菜

材料：菠菜 200 克，油适量，盐少许，蒜末少许。

制作方法：

1. 将菠菜洗净切碎。

2. 将油适量倒入炒锅。

3. 油热后加蒜末，蒜末炒香后，倒入菠菜稍加翻炒。

4. 出锅前加盐即可。

营养价值：菠菜含有大量的植物粗纤维，具有促进肠道蠕动的作用，利于排便；所含的胡萝卜素，能维护正常视力和上皮细胞的健康，增加预防传染病的能力；其所含铁质，对缺铁性贫血有较好的辅助治疗作用。

番茄炒菜花

材料：菜花 200 克，西红柿 50 克，葱花、植物油、番茄酱、盐适量。

制作方法：

1. 将菜花、西红柿洗净后，菜花掰成小块，西红柿去皮切块。

2. 将菜花用开水焯一下，沥干水备用。

3. 将植物油倒入锅中，爆香葱花，加入西红柿、番茄酱翻炒片刻，炒均匀后加适量盐调味即可出锅。

营养价值：菜花中含有丰富的维生素 C 及胡萝卜素，易于消化吸收，有益于宝宝健康。

素炒什锦

材料：鲜蘑菇、熟冬笋、豆腐干、黑木耳各 50 克，植物油、生抽、高汤、白糖、香油、水淀粉各少许。

制作方法：

1. 将鲜蘑菇洗净后，撕成小块；豆腐干切成片；黑木耳洗净撕成小块。

2. 起油锅烧熟后，烧至八成热时，将菜放入锅内，煸炒至五成熟时，加入生抽、白糖稍加翻炒。

3. 加入高汤煮 5 分钟，用水淀粉勾芡，即可。

营养价值：竹笋中植物蛋白、维生素及微量元素的含量均很高，有助于增强机体的免疫功能，提高防病抗病能力促进消化、增强食欲的作用，黑木耳具有益智健脑的功用，豆腐、蘑菇也含有宝宝生长所需的多种营养物质。

油菜心焖海米

材料：油菜心 100 克，海米 20 克，花生油适量，白糖、盐各少许。

制作方法：

1. 将油菜心洗净，用开水焯一下，捞出后沥干水。

2. 锅内加花生油，烧热后，放入油菜心，稍加煸炒。

3. 加入少许水和海米，加盖焖熟后，加入盐、白糖调味，即可。

营养价值：海米营养丰富，富含钙、磷等微量元素，蛋白质含量也很高，促进宝宝骨骼生长。

蜜制胡萝卜

材料：胡萝卜 400 克，植物油、生抽、盐、蚝油、白糖、蜂蜜适量。

制作方法：

1. 将生抽、蚝油、白糖、蜂蜜按 2：1：1：1 调汁备用，胡萝卜洗净切成块。

2. 锅里热油，倒入胡萝卜煸炒，稍加水，小火慢慢烧到胡萝卜变软。

3. 倒入备好的汁，收汁后即可出锅了。

营养价值：蜂蜜含有丰富的果糖容易被宝宝吸收，所含钙和磷可以促进骨质的形成，胡萝卜除含有多种维生素外，还蕴藏丰富的钙、钾、铁等物质，特别是胡萝卜素是保持眼睛、皮肤及黏膜正常健康的物质。

肉菜类

胡萝卜炒肉丝

材料：胡萝卜200克，瘦猪肉200克，水淀粉、植物油适量，盐、葱末、姜末、酱油、醋、料酒少许。

制作方法：

1. 胡萝卜洗净去皮切丝。

2. 猪肉切成细丝，加水淀粉、盐上浆，过油后捞出。

3. 油锅烧热，放葱末、姜末炝锅后，倒入胡萝卜丝炒到断生，再加肉丝搅拌均匀。

4. 加酱油、盐、醋、料酒、炒熟后出锅即可。

营养价值：胡萝卜富含维生素及钙、钾、铁等物质，有益宝宝生长发育。

猪排、土豆

土豆排骨

材料：猪排 300 克，土豆 100 克，植物油、姜末、蒜末、老抽、高汤、八 角、白糖各适量。

制作方法：

1. 土豆去皮切成块；排骨剁成小块。

2. 油锅烧至八成热，放姜末、蒜末和排骨翻炒，炒到排骨变色时加入少许老抽。

3. 加入高汤漫过排骨，放一小块八角料和少许白糖。

4. 盖上锅盖，转小关慢炖 40 分钟，加入土豆，熬 20 分钟至土豆熟后大火收汁起锅。

营养价值：排骨的钙质丰富，有益宝宝骨骼生长发育，土豆含有优质淀粉、丰富的维生素 A 和维生素 C 以及矿物质，是宝宝的理想膳食。

宽带鱼

清蒸带鱼

材料：宽带鱼 1 条，盐、植物油、料酒各少许。

制作方法：

1. 带鱼去头去尾，用温水洗净后，切成 2 厘米左右的段。

2. 将带鱼段加盐拌匀后，加入料酒，鱼身沾植物油后放入盘中。

3. 将带鱼盘上锅蒸 15 分钟左右即可。

营养价值：带鱼含有蛋白质、脂肪、钙、磷、铁、维生素 B_1、维生素 B_2、烟酸等营养物质，有助于宝宝智力的提高。

 红杞炖鲫鱼

材料：枸杞子 20 克，活鲫鱼 300 克，香菜、葱、醋、姜末、盐、味精、植物油各适量。

制作方法：

1. 将活鲫鱼去鱼鳃及内脏后洗净，在鱼身斜刀切成十字花刀。

2. 锅内放入植物油，依次投入葱末、姜末、味精、盐及清水。

3. 将切过花刀的鲫鱼放入锅里，加枸杞子。

4. 水开后转小火上炖 30 分钟左右，加入葱丝、香菜、醋，即可。

营养价值：枸杞子中含丰富的胡萝卜素、维生素、钙、铁等营养物质，鲫鱼肉质细嫩，口感适合宝宝，含大量的铁、钙、磷等矿物质，蛋白质、脂肪含量也较丰富，有助于宝宝增强抵抗力，提高智力。

芦笋烧鸡胸

材料：芦笋 50 克，鸡胸肉 200 克，植物油适量，姜末、白糖、老抽、料酒、盐、水淀粉各少许。

制作方法：

1. 芦笋去皮，切成小块，用开水焯一下备用。

2. 鸡胸肉切块，加入老抽、料酒、盐、白糖搅拌均匀腌制 20 分钟。

3. 起油锅，下入姜末爆香后，加入芦笋块翻炒，把腌好的鸡肉块入锅翻炒。

4. 加少量清水，然后用水淀粉勾芡，即可出锅。

营养价值：芦笋所含多种维生素和微量元素的质量优于普通蔬菜，芦笋富含纤维素，可以促进肠蠕动，调节宝宝的消化功能。鸡胸肉富含蛋白质有益于宝宝生长。

3 ~ 6 岁孩子的喂养原则

3 岁的幼儿已到了上幼儿园的年龄，在幼儿园内可以培养幼儿的生活自理能力，养成规律的饮食习惯，培养与人交流沟通的能力。

幼儿的三餐分配

幼儿在清晨胃内已基本排空，食欲旺盛，此时应当吃早饭，而不是早点，且应该是营养丰富、热量充足的。午餐应比早餐和晚餐更丰富一些，为幼儿提供足够的热量需求。晚餐则少用高糖和油腻的动物性食品，以免热量蓄积，导致肥胖，应多食植物性食物，特别应多吃蔬菜、水果。每晚应让孩子饮一杯牛奶，一方面有助于补钙合良好的睡眠，另一方面可以弥补因胃基本排空而产生的饥饿感。

幼儿进餐护理

1. 儿童在饭前（约 15 分钟）不作剧烈的活动，避免过度兴奋。饭前和饭时要保持儿童情绪愉快，并专心进餐。

2. 饭前组织儿童用流动的水洗手，做到随洗随吃。

3. 掌握进餐量。每餐时间不少于 20 分钟左右，保证吃饱、吃好，教育儿童要充分咀嚼，不要过分催饭。

4. 1 岁半儿童开始培养自己用勺，2 岁学会独立吃饭，2 岁半时饭、菜分开，4 岁以上学会用筷子吃饭。

5. 纠正挑食，培养不挑食的好习惯。

6. 饭后擦嘴，3 岁以上儿童饭后漱口或刷牙，3 岁以下饭后喝一口水，以达到清洁口腔预防龋齿的目的。

7. 进餐间隔合理，两餐间隔不少于 3.5 小时。因食物在胃内停留时间约为 4 ~ 5 小时。

幼儿饮食的特点

1. 幼儿饮食要小巧和多样。不仅食物外观吸引幼儿的好奇，而且品种要多样，色香味兼能吸引儿童的注意和兴趣，通过视觉、嗅觉、味觉等器官，传导到幼儿的大脑中，引起反射，促进消化液的分泌，刺激孩子的食欲。

2. 不论怎样制作食物，要保持食物的营养，合理的烹调十分重要。

3. 要多食新鲜的蔬菜和水果，少食油炸食品，不食刺激性的食品。新鲜蔬菜含有丰富的维生素和无机盐，这对儿童的生长发育是必不可少的元素。挑选新鲜、时令的蔬菜，蔬菜要先洗后切，现吃现切，避免精加工，烹煮的时间也不要过长，不要过早放盐。

3 岁以后的孩子进入幼儿园，孩子的食谱是根据每日膳食营养参考摄入量制定的，能够保证孩子得到合理的平衡膳食。家长可根据幼儿园的一周食谱，制定孩子在家的食谱，根据季节气候的不同来相应地调整饮食品种。

幼儿园幼儿食谱的制定原则

1. 制定多样食谱，注意蛋白质的互补，充分利用豆制品。注意干稀搭配、荤素搭配、粗细搭配，少吃甜食和油炸食品，食盐量要加以控制。食谱要每两周调换一次，适当调整花样。

2. 早餐以主食为主、优质蛋白为辅；午餐、晚餐要有菜，午餐一荤一素，多选季节性蔬菜，保证有一定量的绿色、橙色蔬菜。

3.热量来源：蛋白质供热 12% ~ 15%，脂肪供热 25% ~ 30%，碳水化合物供热 50% ~ 60%。

4.蛋白质来源：动物蛋白加豆类蛋白达到 40% ~ 50%。

5.蔬菜量与粮食量基本相等或略多。

何谓绿灯、黄灯、红灯食品

绿灯食品：瘦肉、鱼、蛋、奶、豆腐、豆浆、虾、肝、白菜、芹菜、萝卜、油菜、扁豆、豇豆、菠菜、菜花、黄瓜、冬瓜、番茄、豆芽、蘑菇、蒜苗、韭黄、生菜、茄子、苹果、梨。

黄灯食品：米饭、面条、馒头、大饼、玉米、馅类食品、豆类、香蕉、葡萄、橘子、西瓜。

红灯食品：土豆、白薯、糖、巧克力、甜饮料、甜点心、快餐食品、油炸食品、膨化食品、果仁、肥肉、黄油。

四季营养汤

春季营养汤：红豆大枣汤

原料：红豆 50 克，红枣 10 克，冰糖 10 克。

做法：红豆、红枣洗净，放入锅中加清水煮 1 小时，再加冰糖煮熟 3 分钟后，放温即可饮用。

功效：健脾养胃，补气血。

夏季营养汤：绿豆汤

原料：绿豆 50 克，冰糖 10 克。

做法：绿豆洗净，放入锅中加清水煮 1 小时，再加冰糖煮熟 3 分钟后，放凉即可饮用。

功效：清热解毒，消暑降温。

秋季营养汤：秋梨百合汤

原料：秋梨 100 克，百合 20 克，白萝卜 20 克，冰糖 20 克。

做法：将秋梨洗净切成小块，白萝卜洗净切成片，百合洗净，放入锅中加清水煮 30 分钟，再加冰糖煮熟 3 分钟后，放温即可饮用。

功效：清肺润燥，化痰。

冬季营养汤：萝卜枸杞汤

原料：白萝卜 100 克，枸杞子 15 克，红枣 3 枚，冰糖 10 克。

做法：白萝卜洗净切成片，枸杞子、红枣洗净，放入锅中加清水煮 30 小时，再加冰糖煮熟 3 分钟后，放温即可饮用。

功效：健脾补肾，化痰。

小宝贝一周的健康食谱

每餐热量分配：日托：早餐 25% ～ 30%，午餐 35%，午点 5% ～ 10%，晚餐 30%。

全托：早餐 25% ～ 30%，午餐 35%，午点 5%，晚餐 30% ～ 35%。增加晚点，不计入热量分配。

餐次	星期一		星期二	
	食谱	常量/人（克）	食谱	常量/人（克）
早餐	糖三角	面粉 50	麻酱龙卷	面粉 40
	胡萝卜莎拉卷	加锌钙奶 3	生菜玉米面糊	加锌钙奶 2
	迎春瓜	红糖 5	葱花鸡蛋饼	猪肉 10
	西红柿肉沫疙瘩汤	白糖 8	肉包	白糖 5
	五香鸡蛋	沙拉酱 5	伊丽莎白	芝麻酱 5
		胡萝卜 15		玉米面 15
				生菜 5
				伊丽莎白 25
		鸡蛋 15		鸡蛋 15
加餐	牛奶	高钙奶 220	牛奶	高钙奶 220
午餐	南瓜饭	稻米 50	三色花卷	面粉 20
	京酱肉丝	南瓜 10	红烧排骨	紫米面 15
	炝炒圆白菜	猪肉 25	酱爆桃仁鸡	玉米面 15
	鸡蛋西红柿	胡萝卜 20	菠菜烩莲子	加锌钙奶 2
	紫菜汤	柿子椒 20	虾皮丝瓜汤	白糖 5
		黑木耳 1		猪小排排骨 30
		圆白菜 40		香菇 10

		鸡蛋	25		黄瓜	15
		番茄	60		胡萝卜	30
		豆腐丝	5		核桃仁	10
		花生油	5		鸡胸脯肉	15
		紫菜	1		莲子	15
					豆腐丝	3
					菠菜	50
午点	黄河蜜 核桃仁	黄河蜜	170	苹果 花生仁	苹果	170
		核桃仁	4		花生仁	4
晚餐	香麻奶馒头 可乐鸡翅 白菜炖豆腐 什锦汤	面粉	50	西红柿炒饭 青椒肝片 蘑菇豆芽菜汤	稻米	45
		加锌钙奶	2		加锌钙奶	2
		白糖	5		番茄	30
		白芝麻	1		鸡蛋	10
		鸡翅	25		豆腐干	10
		豆腐	40		芹菜	15
		大白菜	50		胡萝卜	30
		豆腐丝	5		鸡肝	20
		花生油	5		柿子椒	20
		胡萝卜	10		蘑菇	10
		鸡蛋	5		豆腐丝	5
					花生油	5
					绿豆芽	10

餐次	星期三		星期四	
	食谱	常量/人（克）	食谱	常量/人（克）
早餐	豆沙糕	面粉 40	马拉糕	面粉 30
	椒盐花卷	加锌钙奶 13	菜团子	加锌钙奶 4
	鸡肝芹菜小米粥	豆沙 10	山药大米粥	葡萄干 3
	香蕉	白糖 8	火龙果	白糖 6
	虾皮鸡蛋饼	小米 15	银耳鸡蛋饼	玉米面 5
		芹菜 10		圆白菜 8
		鸡肝 5		山药 10
		鸡蛋 15		猪肉 5
		香蕉 25		稻米 10
				鸡蛋 15
				火龙果 25
加餐	牛奶	高钙奶 220	牛奶	高钙奶 220
午餐	烫面蒸饺	面粉 45	提子米饭	稻米 50
	包子	加锌钙奶 3	三鲜肉片	葡萄干 5
	薏米红小豆	猪肉 25	菠萝芹菜	猪肉 30
		白糖 2	肉沫烧土豆	胡萝卜 10
		茴香菜 80	黄瓜丝汤	虾仁 10
		红小豆 5		菠萝 10
		薏米 5		芹菜 40
		豆腐丝 8		鸡蛋 25
		花生油 5		马铃薯 50
				豆腐丝 3
				花生油 5

午点	西瓜	西瓜	170	哈密瓜	哈密瓜	170
	红枣	红枣	4	山楂片	山楂片	4
晚餐	二米饭	稻米	30	羊肉炖白萝卜	面粉	50
	猪肉炖海带	黑米	15	双菇油菜	加锌钙奶	2
	虾皮烧西葫芦	猪肉	20	空心菜鸡蛋汤	白糖	5
	菠菜鸡蛋汤	海带	30		玉米面	10
		虾皮	1		羊肉	20
		西葫芦	80		胡萝卜	20
		胡萝卜	20		白萝卜	30
		豆腐丝	8		蘑菇	10
		花生油	8		花生油	5
		胡萝卜	10		草菇	10
		鸡蛋	10		油菜	50
					空心菜	10
					黑木耳	1
					鸡蛋	10

餐次	星期五			
	食谱	常量/人（克）		
早餐	草莓蛋卷	面粉	40	
	海鲜烙饼	加锌钙奶	4	
	火腿白菜冬菇汤	草莓酱	5	
	黄河蜜	白糖	10	
	木耳鸡蛋饼	虾仁	5	
		稻米	10	
		鸡蛋	10	
		黄河蜜	25	

178

加餐	牛奶	高钙奶	220		
午餐	米饭	稻米	50		
	红烧黄花鱼	大黄花鱼	25		
	肉片菜花	猪肉	20		
	豆皮小白菜	胡萝卜	20		
	香菜蛋花汤	菜花	60		
		枣	10		
		小白菜	60		
		鸡蛋	10		
		豆腐丝	5		
		花生油	5		
午点	香蕉	香蕉	170		
	海苔	海苔	4		
晚餐	牛肉黄豆芽炒面	面粉	50		
	番茄紫菜汤	加锌钙奶	2		
		白糖	5		
		黄豆芽	20		
		胡萝卜	30		
		牛肉	15		
		番茄	15		
		豆腐丝	5		
		花生油	5		
		紫菜	2		

营养分析：脂肪摄入量占总热量的30%，蛋白质摄入量

占总热量的 15.7%，动物性蛋白质占蛋白质总量的 49.1%，豆类占蛋白质总量的 8%，

总之，幼儿园食谱可根据季节和气候的不同，选择相应的应季蔬菜和水果，来吸引儿童的进食的兴趣和食欲。

少儿喜欢的食物

素　菜

鸡汁娃娃菜

原料：娃娃菜 2 颗，鸡汁 100 克，盐适量。

做法：将娃娃菜洗净，一剖为四，锅中倒入少许植物油，煸葱、姜，再倒入鸡汁，烧开后放入娃娃菜烧透，加适量盐勾芡即可食用。

营养特点：含有丰富的维生素 C 和钙，味美鲜咸。

西红柿炒鸡蛋

原料：西红柿 2 个，鸡蛋 2 个，盐和糖适量。

做法：将西红柿洗净，去蒂，切成小块；鸡蛋打入碗内，加入盐少许，搅匀备用，将植物油放入炒锅，先将鸡蛋倒入，炒成散块，盛出。炒锅中再少放些植物油，油烧热后放入西红柿翻炒几下，再放入鸡蛋，搅炒均匀加入白糖、盐，再翻炒几下即可食用。

营养特点：西红柿含有丰富的维生素 B 和维生素 C，具有生津止渴、健胃消食、清热解毒。

地三鲜

原料：土豆 1 个，茄子 1 个，青椒 1 个，姜、蒜、盐各适量。

做法：将土豆削皮，再把土豆、茄子和青椒洗净，均切成滚刀块，大小要一致，淀粉放入碗中加适量水调匀，姜切末，蒜剁成茸，往锅内放油，烧热，把茄子、土豆炸熟至金黄色后捞起，沥油，锅内留少许底油，放入青椒、姜末和蒜茸拌炒，再往锅中倒入茄子、土豆，加入适量盐，淋入淀粉，勾芡盛起即可。

营养特点：含有丰富的维生素 C，易消化，清淡鲜美。

凉拌菠菜

原料：菠菜 500 克，葱丝、姜、花椒油、盐适量。

做法：将菠菜择去老叶，劈开，洗净，锅内放入清水，烧沸，放入菠菜焯水，捞出后放冷水过凉，挤掉水分，放碗内，加盐和葱丝，锅洗净，放入少许植物油，烧至6成热时，加入花椒煸炒出香味，捞出花椒不用，将花椒油浇在菠菜上，搅匀即可。

营养特点：菠菜含有丰富的胡萝卜素、铁等微量元素，茎叶柔软滑嫩，味美色鲜。

松仁玉米

原料：甜玉米250克，熟松仁50克，胡萝卜100克，糖和盐适量。

做法：将胡萝卜洗净，切成小丁，锅中倒入少许植物油和胡萝卜，用中火把胡萝卜炒软，再倒入甜玉米、糖、盐，一起翻炒，把玉米粒炒成略变透明，撒上松仁，略微翻炒几下即可关火，盛出即可食用。

营养特点：含有丰富的维生素E和卵磷脂，促进维生素E的吸收。

芹菜拌腐竹

原料：芹菜100克，腐竹30克，味精、酱油、香油、醋、盐适量。

做法：将芹菜去根、叶，用水洗净，干腐竹用温水泡发

4 小时以上至软，切成小段，锅中放入水，烧开后，放入腐竹焯 2 分钟，再倒入芹菜一起焯 1 分钟，全部捞出过凉，沥水备用。将味精、盐、酱油、香油、醋用碗调好，浇在切好的丝上，拌匀后即可食用。

营养特点：芹菜含有丰富的铁和大量粗纤维，可以帮助便秘的婴儿排便，腐竹也含有丰富的铁、蛋白质、钙和多种矿物质，可补充蛋白质和钙质。

萝卜豆芽海带丝

原料：海带丝 100 克，豆芽 50 克，胡萝卜 50 克，香油、醋、酱油、盐适量。

做法：将干海带洗净，上锅蒸熟，取出浸泡后切丝，装盘待用，洗净胡萝卜、豆芽，胡萝卜切丝，锅中放入水，烧开后放入胡萝卜和豆芽，焯 2 分钟后捞出，将海带丝、胡萝卜丝、豆芽放入碗中，倒入适量的醋、酱油、香油、盐，调匀后即可食用。

营养特点：海带含有丰富的碘、钙、磷等多种微量元素，也含有丰富的纤维素，可以清除肠道内的废物和毒素，防治便秘的发生。

芸豆油菜

原料：白芸豆 100 克，油菜 150 克，鸡汤 50 克，葱、姜、盐各适量。

做法：将白芸豆洗净，泡2小时后煮熟备用，将油菜洗净，锅中倒入少量植物油，葱姜放入至炒出香味，放入油菜、芸豆翻炒，再放入适量的盐，鸡汤勾芡出锅即可。

营养特点：白芸豆含有丰富的蛋白质、钙、铁、B族维生素。油菜含有大量胡萝卜素和维生素C。

凉拌双花菜

原料：菜花100颗，西兰花100克，胡萝卜50克，香油、酱油、醋、精盐适量。

做法：将菜花、西兰花、胡萝卜洗净，胡萝卜切成小薄片，锅中放入水，烧开后，放入菜花、西兰花焯熟，捞出凉水过凉，沥干，把菜花、西兰花、胡萝卜放入碗中，加入适量香油、酱油、醋、盐，调匀即可食用。

营养特点：含有丰富的维生素C和胡萝卜素。

素三色金针

原料：土豆100克，豆芽100克，青椒100克，酱油、醋、盐适量。

做法：将土豆、青椒洗净，切成丝，豆芽择净，锅中放入水，烧开后，把豆芽、土豆、青椒分别放入沸水中焯一下，捞出沥干，锅中倒入少许植物油，放入土豆丝、豆芽、青椒丝翻炒熟，加入适量的酱油、醋、盐，调匀即可食用。

营养特点：含有丰富的维生素 C 和胡萝卜素等多种维生素，色泽鲜亮。

肉 菜

油焖大虾

原料：大虾 10 个，大葱半根，姜片、料酒、白糖、盐适量。

做法：将大虾洗干净，剪去虾须、虾腿，背部剪开去掉虾线，锅内放少许植物油，烧热，投入葱段、姜片煸炒，再放入大虾翻炒，烹入料酒，加入盐、白糖继续翻炒，加入适量水，烧开后，盖上盖子，用文火焖烤透，看到红色虾汁开始变浓稠时，再翻动几下，就可以出锅了。

营养特点：含有丰富的钙、磷等多种维生素。

彩色虾仁

原料：虾仁 150 克，玉米、黄瓜、胡萝卜各 50 克，鸡蛋 1 个，淀粉、料酒、鸡精、盐适量。

做法：将黄瓜、胡萝卜洗净，切成小丁，同玉米一起放入滚水中煮熟，捞出备用，虾仁去肠泥洗净，放入碗中加淀粉、鸡蛋清上浆，锅中倒入少许植物油，烧热后倒入全部材料炒熟，加适量料酒、盐、鸡精，即可食用。

营养特点：含有丰富的钙、磷、胡萝卜素、核黄素等多种维生素，色泽鲜艳，营养丰富。

清蒸黄花鱼

原料：黄花鱼1条，葱、姜、料酒、盐适量。

做法：将黄花鱼去鳞、去内脏洗净，放入盘中，在鱼身上码上葱段、姜丝，淋上料酒，腌制10分钟，蒸锅内水烧开，放入鱼，大火盖盖蒸3分钟后把鱼和盘取出，倒出盘中的水，重新码上葱段和姜丝，重新放入锅内蒸5分钟，取出，挑掉葱姜，再码上葱段和姜丝，将锅烧热，倒入1勺油烧到八成热。把烧热的油浇到鱼盘的葱段上就可以了。

营养特点：含有丰富的蛋白质、钙、磷等。

板栗烧鸡

原料：板栗10颗，鸡肉100克，葱、姜、酱油、白糖、料酒。

做法：将栗子去皮，放入锅内煮熟，捞出备用，鸡肉切成小块，洗净，在烧开的热水中焯一下，去掉血水，捞出沥干，锅中倒入植物油，放入板栗炒到表面变色后捞出，放入葱、姜煸香，再倒入鸡块翻炒，鸡块表面微黄后调入料酒、酱油、盐、少许白糖，再加入板栗，倒入开水。大火烧开后转小火盖盖，煮20分钟，用大火收干水分，撒入葱段即可。

营养特点：含有丰富的蛋白质、铁、钙等多种维生素。具有补益气血、健肝脾的功效。

烤鸡翅

原料：鸡翅中10个，干红，葱、姜、胡椒粉、白糖、孜然、盐适量。

做法：将鸡翅洗净，沥干，加入干红、葱、姜、胡椒粉、孜然、白糖、盐适量，腌制60分钟，入味后待用，打开烤箱，将鸡翅摆到烤盘上，烤熟即可。

营养特点：含有丰富的胶原蛋白、维生素A等。

南瓜扣肉

原料：五花肉100克，南瓜200克，淀粉、葱、姜、大料、白糖、酱油、料酒、盐适量。

做法：将五花肉洗净，焯水，去掉血水，切成1厘米大

187

小的方块，放入葱、姜、大料、料酒、酱油、盐适量腌制，皮朝下码入碗中，南瓜也切成 1 厘米大小的块，然后放在肉上面，上屉蒸 20 分钟，蒸好后扣在盘子上，用淀粉勾芡，淋在五花肉上即可。

营养特点：五花肉含有丰富的蛋白质和必需氨基酸等，南瓜含有丰富的锌、胡萝卜素等多种维生素，肥瘦相间不腻，儿童喜欢食用。

莲藕排骨

原料：排骨 250 克，莲藕 200 克，料酒、葱、姜、大料、酱油、胡椒粉、盐适量。

做法：将排骨、莲藕洗净，排骨斩成小块，莲藕切成小丁待用，排骨放入沸水中焯一下，去掉血水，捞出沥干，炒锅放入少许油翻炒排骨，再加入开水烧开后放入葱、姜、料酒、大料、酱油适量炖煮，煮熟后加少许盐、胡椒粉即可。

营养特点：含有丰富的胶原蛋白、钙、磷等。

焦熘丸子

原料：五花肉 300 克，花生油 50 克，葱、姜、酱油、料酒、淀粉、白糖、醋、盐适量。

做法：将五花肉洗净，剁成肉末，放入碗内，加入盐、料酒、淀粉搅至糊状，再挤成丸子，用料酒、盐、醋、白糖、淀粉、姜葱丝、酱油、水对成芡汁，旺火烧油、下锅炸丸子到八九分熟，基本上丸子漂起来就可捞出，炒锅内留少许底油，倒入芡汁炒浓，然后再放入丸子翻炒几下即可。

营养特点：含有丰富的蛋白质和氨基酸，酸甜焦香可口。

虾仁豆腐

原料：日本豆腐 2 块，虾仁 200 克，鸡蛋 1 个，葱、姜、鸡精、盐适量。

做法：将虾洗净，剥出虾仁剁成泥，再加入鸡蛋清、葱、姜、盐搅拌待用，将豆腐顶端挖直径 2 厘米圆球，填进虾泥，上锅蒸 10 分钟即可。

营养特点：含有丰富的蛋白质、钙等微量元素，软嫩鲜美。

孜然羊肉

原料：羊肉 250 克，香菜 30 克，料酒、味精、孜然、葱、姜、盐适量。

做法：将羊肉洗净，切成小块，加入料酒、盐、葱、姜腌制 20 分钟，炒锅把油烧到六成热时放入羊肉滑散，炒到肉片变色后盛出，再次加热锅中的油，再把羊肉复炸一次，加入孜然、味精拌匀即可装盘，装盘时再上面撒上香菜叶即可。

营养特点：含有丰富的蛋白质和磷脂，具有利气开胃、温补气血的功效。

麻酱糖花卷

原料：精粉500克，酵母、食碱、芝麻酱、红糖各适量。

做法：把精粉、酵母、食碱加温水和面团发酵，把发酵的面团揉匀，擀成长方形刷上芝麻酱，再撒上红糖，卷成长条，然后切段，拿起一个，顺长切开，切口向上，两头往里卷起，捏紧即成花卷生坯。依次做完，用湿屉布盖上，饧发20分钟，放入蒸锅，水开后大火蒸15分钟，关火，静置3分钟再揭锅盖出锅。

特点：松软香甜，状如菊花，营养丰富。

豆沙包

原料：面粉500克，豆沙馅250克，酵母、食碱各适量。

做法：把面粉、酵母、食碱加温水和面团发酵，把发酵的面团揉匀，揉成长条，揪成小剂按扁，包入豆沙馅，包成圆形，依次做完，用湿屉布盖上，饧发 20 分钟，放入蒸锅，水开后大火蒸 20 分钟即可。

特点：松软甜香，营养丰富。

南瓜馒头

原料：面粉 500 克，南瓜 25 克，奶粉 50 克，白糖 50 克，酵母适量。

做法：南瓜去皮去籽，上屉蒸熟，再与面粉、奶粉、白糖、酵母、加水和面团发酵，把发酵的面团揉匀，揉成长条，揪成小剂，揉成南瓜形状，用湿屉布盖上，饧发 20 分钟，放入蒸锅，水开后大火蒸 15 分钟即可。

特点：松软香甜，色泽金黄，营养丰富。

五彩炒饭

原料：大米 100 克，鸡蛋 1 个，胡萝卜、玉米粒、青豆、黄瓜、盐适量。

做法：将胡萝卜、黄瓜洗净，切成小丁，大米洗净蒸熟，玉米粒、青豆洗净待用，鸡蛋打入碗内，搅打均匀，锅中加少许油，六成熟时倒入蛋液，炒熟，盛出备用，将胡萝卜、黄瓜、玉米粒、青豆放入锅中炒熟，再放入米饭、鸡蛋翻炒，加盐调味即可食用。

特点：松软可口，色泽诱人，营养丰富。

小馅饼

原料：面粉 500 克，猪肉馅 200 克，白菜 200 克，大葱、酱油、盐、酵母、食碱适量。

做法：猪肉馅加入大葱末、酱油、盐搅拌均匀，把面粉、酵母加水和面团发酵，把发酵的面团揉匀，分成核桃大小的剂子，用擀面杖擀成皮，包入馅，捏紧压平，放在平底锅烘烤，烤至两面金黄即可。

特点：松软香甜，状如菊花，营养丰富。

发糕

原料：面粉 150 克，玉米面 100 克，奶粉 50 克，鸡蛋 1 个，白糖 50 克，酵母、葡萄干适量。

做法：把面粉、玉米面、白糖、奶粉、酵母混合均匀，加温水和面团发酵，饧发 30 分钟，所有原料倒入屉中，再撒上葡萄干，放入蒸锅，水开后大火蒸 20 分钟，关火，立即取下，倒在案板上放凉，切成小块即可。

特点：松软香甜，粗细搭配，色泽金黄，营养丰富。

西红柿鸡蛋面

原料：面条 100 克，西红柿 2 个，鸡蛋 2 个，葱花、姜、盐适量。

做法：将西红柿洗净切片，鸡蛋打碎，蛋液里加盐，锅内放油，油热将蛋液倒入炒成蛋花，盛出，另放油，油热爆香葱花姜末，将西红柿倒入翻炒，待西红柿出水了将蛋花倒入同炒，加盐入味后盛出，另起一锅放水煮面，面好即盛出，浇上西红柿鸡蛋搅匀即可。

特点：色泽鲜亮，营养丰富。

虾仁白菜饺子

原料：面条 100 克，虾仁 100 克，白菜 100 克，葱花、生姜、橄榄油、五香粉、盐适量。

做法：白菜洗净控净水分切成小丁状，虾仁洗净控净水分，切成丁状，猪肉、生姜剁成细末，切好的白菜、虾仁、猪肉、葱花、生姜放到一个空盆中，加入橄榄油、盐、五香粉搅匀，把面粉加适量水和面，把饧好的面搓成长面剂，再揪成小剂，按扁，擀成中间厚四周薄的面皮，面片的中间放上馅料，面片的两边向中间拉起，然后对捏封口，包好放入锅中煮熟即可。

特点：含有丰富的蛋白质、维生素 C 和钙等多种维生素。

粥　品

百合玉米粥

原料：大米 50 克，玉米渣 20 克，百合 10 克。

做法：将大米和玉米渣清洗干净，百合浸泡 30 分钟备用，把大米和玉米渣放入锅中，加入适量清水，煮沸后，倒入百合，改小火煮 30 分钟，至烂熟。

特点：玉米含有丰富的膳食纤维和胡萝卜素等，百合具有润肺止咳，养阴清热的功效，该粥营养丰富，尤其适合干燥的冬季食用。

南瓜粥

原料：大米 100 克，南瓜 200 克。

做法：把大米淘洗干净，南瓜洗净去皮去瓤，切成小块，锅中加入水，烧开后放入大米和南瓜，旺火煮开后，该用小火熬煮 50 分钟，熬至烂熟即可食用。

特点：南瓜含有丰富的锌和果胶等，大米有补中益气，健脾养胃，糯软香甜，营养丰富。

二米粥

原料：大米 100 克，紫米 50 克，大枣 5 枚，白糖适量。

做法：把大米、紫米、大枣洗净，加水浸泡 1 小时后，放入锅中加适量水，水烧开后，用小火熬煮 40 分钟，放入适量白糖即可。

特点：具有补益气血、健胃养脾的功效，含有丰富的钙、维生素 C、维生素 B 等。

冰糖银耳羹

原料：银耳 50 克，枸杞子、冰糖适量。

做法：将银耳泡发，摘成小朵，洗净，把银耳和枸杞子放入锅中，加入适量水，熬煮 1 小时，出锅前加入冰糖搅拌溶化即可。

特点：含有丰富的胶质和多种维生素，具有润肺开胃的功效。

番茄鸡蛋疙瘩汤

原料：面粉 100 克，鸡蛋 1 个，番茄 1 个，葱、姜、香油、酱油、盐各适量。

做法：将番茄洗净，切成小块，锅中放入少量油，放入葱、姜煸香，再加入番茄翻炒，加适量水煮开，用小火煮 20 分钟，面粉放入盆中，一边淋水，一边快速搅拌，直至成小疙瘩，倒入煮开的番茄汤中煮熟，最后淋入鸡蛋，煮几分钟，即可关火，然后加入酱油、盐、香油搅匀即可。

特点：含有丰富的蛋白质、维生素，食物虽简单，但营养全面。

海带玉米豆腐汤

原料：海带丝 50 克，嫩玉米 50 克，嫩豆腐 50 克，香葱、酱油、香油、盐适量。

做法：海带丝洗净，切段，玉米切块，嫩豆腐切小块，煮锅内倒入高汤，烧开后，放入海带丝、玉米，小火煮 10 分钟，再放入嫩豆腐煮 10 分钟，放入香葱、酱油、香油、盐适量，搅拌匀即可。

特点：含有丰富的蛋白质和钙等维生素，营养丰富。

虾皮紫菜汤

原料：虾皮 20 克，紫菜 5 克，醋、香油适量。

做法：将虾皮、紫菜洗净，虾皮剁碎，锅中加水，把虾皮放入，烧开后煮 5 分钟，再放入紫菜，搅匀，滴入醋和香油即可。

特点：含有丰富的钙和碘等维生素，味美咸鲜，营养丰富。

鸡蛋豆腐汤

原料：豆腐 100 克，鸡蛋 1 个，火腿 50 克，香菜、香油、盐适量。

做法：将水烧开，放入切好的豆腐、火腿，煮开后加入鸡蛋液，临出锅时加入香菜和盐，淋上香油即可。

特点：含有丰富的蛋白质和钙，色泽鲜艳，营养丰富。

果　蔬

苹果

苹果含有丰富的糖、蛋白质、维生素、有机酸、矿物质等。其中含锌丰富，可促进儿童的生长发育，并可增进记忆力和提高智能；含有的有机酸，可刺激胃肠蠕动，促使大便通畅，而含有的果胶，又能抑制肠道不正常的蠕动，从具有止泻作用；含有的钾，它能与人体过剩的钠盐结合，促进钠的排泄，避免因摄入过多的钠而对身体产生的伤害。具有生津止渴、健脾养胃、通便止泻、润肺除烦的功效。

香蕉

香蕉营养丰富，热量低，含有磷、钾、色氨酸、酪氨酸、维生素 B_6 等营养物质，可使人精力充沛，注意力集中，提高人的创造能力，能帮助大脑制造——血清素，这种物质能刺激人的神经系统，对促进大脑的功能有好处。

桑椹

桑椹性味甘凉，入心、肝、肾经，具有滋补强壮、养心益智、消渴除烦的功效，含有葡萄糖、蔗糖、果糖、胡萝卜素、维生素及钙、铁、锌、磷等矿物质，对滋补肝肾、祛除风湿、强健体魄具有一定的功效。现代医学研究表明，桑椹对细胞膜中的钠、钾、三磷酸腺苷的活性有抑制作用，从而使产热量降低，起到滋阴清热的作用。

草莓

草莓含有多种维生素、果糖、蔗糖、柠檬酸、苹果酸、水杨酸、氨基酸以及钙、磷、铁等矿物质。尤其是维生素 C 含量高，一方面可预防坏血病，另一方面能消除细胞间的松弛与紧张状态，皮肤细腻有弹性，使脑细胞结构坚固，对脑和智力发育有重要影响；含的胡萝卜素是合成维生素 A 的重要物质，有明目养肝的作用；含有的天冬氨酸可清除体内的重金属离子；含有果胶和膳食纤维，可帮助消化、通畅大便。是非常适合幼儿的水果。它具有清暑解热，生津止渴，润肺止咳的功效。

猕猴桃

猕猴桃含有多种维生素、碳水化合物、矿物质，还含有叶酸、胡萝卜素、黄体素、多种氨基酸等，是各种水果中营养成分最丰富、最全面的水果。含有丰富的维生素 C，是水果的"维 C 之王"，可强化免疫系统，促进伤口愈合和对铁质的吸收；并含有丰富的叶黄素，可在视网膜上积累，能防止斑点恶化；含有的膳食纤维和果酸，可促进消化和预防便秘。具有清热生津，健脾止泻，止渴利尿的功效。

西瓜

西瓜含有大量的水分，营养丰富，富含糖分、维生素、多种氨基酸及少量的无机盐，高温时能调节这些物质有效地补充人体所需的水分和营养，并将摄入的水分和无机盐通过小便代谢出来，从而带走多余的热量，达到清暑的功效。西瓜汁中含有的蛋白酶，能把不溶性的蛋白质转化为可溶性的蛋白质，从而利于人体的吸收，也是肾脏病人的良药。

胡萝卜

胡萝卜是一种营养价值很高的蔬菜，其含有丰富的维生素 B、C，胡萝卜素对于补血有很好的效果，能提供丰富的维生素 A，对促进机体正常生长与繁殖、维持上皮组织、防止呼吸道感染及保持视力正常有很好的功效。

番茄

番茄含有丰富的营养，又有多种功用被称为神奇的菜中之果。番茄含有丰富的维生素、矿物质、碳水化合物、有机酸及少量的蛋白质，番茄含的番茄碱，有抗真菌的作用；含的苹果酸和柠檬酸，能增加胃液酸度，帮助消化，调整胃肠功能的作用；含有的胡萝卜素可促进骨骼钙化。具有清热生津、养阴凉血、健胃消食、清热解毒的功效。生吃能补充维生素 C，煮熟吃能补充抗氧化剂。

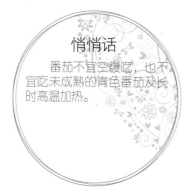

悄悄话

番茄不宜空腹吃，也不宜吃未成熟的青色番茄及长时高温加热。

常见疾病的食养方案

感　冒

感冒主要由病毒和细菌感染引起，主要症状表现为发热、咳嗽、鼻塞流涕、咽痛等。中医认为是感受风寒、风热、暑湿、时邪等外邪引起的外感疾病，外邪由口鼻或皮毛而入，客于肺卫，致表卫调节失司，卫阳受遏，肺气失宣而致。

风寒感冒

恶寒重发热轻，无汗，鼻流清涕，咳嗽，喷嚏，头痛，咽不红，舌淡红，苔薄白，脉浮紧。治以辛温解表，方药用荆防败毒散加减。

葱白、生姜

葱白生姜汤

原料：葱白2根，生姜10克。

做法：将葱白、生姜洗净切碎，水煎去渣，取汁饮。每日1剂，分2～3次服，连服2～3日。

营养功效：葱白发汗解表散寒，生姜温中散寒，共奏疏风散寒、解表之功。

生姜汤

原料：生姜3片，红糖15克。

做法：将生姜洗净切片，加水煮沸，去渣取汁，加入红糖，乘热服用，每日1剂，分2～3次服，连服2～3日。

营养功效：生姜温中散寒，有疏风散寒、解表之功。

香菜黄豆汤

原料：香菜20克，黄豆20克。

做法：将香菜、黄豆洗净，黄豆泡发待用，香菜切菜小段备用，将胀发的黄豆放入锅内，加适量水煮至熟烂，趁沸加入香菜段稍煮片刻，加少许香油即可。每日1剂，连服2～3日。

营养功效：香菜性味辛温，发汗解表祛风，黄豆健脾宽中，共奏疏风解表之功。

风热感冒

发热恶风，头痛咽痛，鼻塞，鼻流浊涕，咳嗽，喷嚏，全身酸痛，微汗口渴，舌红，苔薄黄，脉浮数。治以辛凉解表，方药用银翘散加减。

薄荷菊花饮

原料：薄荷 6 克，杭菊花 10 克，冰糖适量。

做法：将薄荷、黄菊花洗净，加水适量煎煮，去渣，取汁，加冰糖，再煮 2 ~ 3 分钟即可饮用。每日 1 剂，分 2 ~ 3 次服，连服 2 ~ 3 日。

营养功效：薄荷辛凉解表散热，菊花疏风散热，共奏疏风散热、解表之功。

薄荷牛蒡粥

原料：薄荷 10 克，牛蒡子 10 克，粳米 50 克。

做法：将粳米洗净，将牛蒡子放入锅内，加适量水煮 15 分钟，去渣取汁备用。把粳米放入锅内，加适量水煮粥，待粥半熟时加入薄荷，煮 10 分钟，快熟时加入牛蒡子水，再煮 5 分钟即可。每日 1 剂，连服 2 ~ 3 日。

营养功效：薄荷辛凉解表散热，牛蒡子疏风散热，共奏疏风散热、解表之功。

暑湿感冒

发热，无汗或汗出不解，鼻塞，头晕，头痛，身重困倦，胸闷，口渴心烦，食欲不振，小便短黄，舌质红，苔黄腻，脉数。治以清暑解表，方药用新加香薷饮加减。

荷叶粥

原料：鲜荷叶 1 张，粳米 50 克，冰糖适量。

做法：将荷叶、粳米洗净，将粳米放入锅内，加入适量清水，用旺火烧开，把荷叶盖在粥上，用温火熬煮成粥，放入冰糖再煮 2 ~ 3 分钟即可食用。

营养功效：荷叶具有清暑利湿解表，粳米健脾胃，共奏健脾清暑、利湿解表之功。

香薷扁豆汤

原料：香薷 10 克，白扁豆 10 克，鲜荷叶 1 张，冰糖适量。

做法：将白扁豆炒黄捣碎，与香薷、荷叶放入锅内，加适量水同煮，10 分钟后，去渣取汁，加入适量冰糖。每日 1 次，频服，连服 3 日。

营养功效：香薷发汗解表化湿，荷叶清暑利湿解表，扁豆利湿消暑，共奏清暑解表、利湿之功。

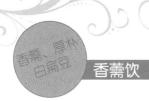

香薷、厚朴、白扁豆

香薷饮

原料：香薷 10 克，白扁豆 5 克，厚朴 5 克，冰糖适量。

做法：将白扁豆炒黄捣碎，与香薷、厚朴放入锅内，加适量水同煮，15 分钟后，去渣取汁，加入适量冰糖。每日 1 剂，分 2 次服，连服 3 日。

营养功效：香薷发汗解表化湿，厚朴行气和中，扁豆利湿消暑，共奏清暑解表、化湿和中之功。

预防与护理

1. 避免与感冒病人接触，流行期间少去公共场所，按时接种流感疫苗。

2. 加强体格锻炼，增强抵抗力，多晒太阳，呼吸新鲜空气。

3. 居室保持空气流通、新鲜，可用食醋加水熏蒸，进行空气消毒。

4. 提倡母乳喂养，防治佝偻病及营养不良。

5. 饮食要清淡、易消化，多饮水，多食新鲜蔬菜、水果，忌辛辣、油腻、冷饮等食物。

咳　嗽

咳嗽是小儿常见的一种肺系病症，本病相当于西医学所称的气管炎、支气管炎。一年四季均可发病，以冬春季节发病率高。中医分为外感咳嗽和内伤咳嗽，临床上小儿外感咳嗽多于内伤咳嗽。病理机制为肺失宣肃。以下主要介绍外感咳嗽。

风寒咳嗽

咳嗽频作，声重咽痒，痰白清稀，鼻塞流涕，恶寒无汗，发热头痛，全身酸痛，舌苔薄白，脉浮紧。治以疏风散寒，宣肺止咳，方药用金沸草加减。

萝卜杏仁饮

原料：杏仁 10 克，白萝卜 50 克，生姜 3 片，白糖适量。

做法：将杏仁、白萝卜、生姜放入锅内，加适量水煮沸，文火煎煮 20 分钟后，过滤去渣后取汁，加入少许白糖，每日 1 剂，分次服。

营养功效：杏仁宣肺止咳，白萝卜利气化痰，生姜温中散寒，共奏散寒化痰、宣肺止咳之功。

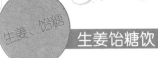

生姜饴糖饮

原料：生姜 10 克，饴糖适量。

做法：将生姜洗净，切丝，放入瓷杯中。用沸水冲服，加盖温浸 10 分钟，再加入适量饴糖。代茶频服。

营养功效：生姜温中散寒，饴糖润肺止咳，共奏散寒化痰、润肺止咳之功。

风热咳嗽

咳痰不爽，痰黄黏稠，不易咳出，口渴咽痛，鼻流浊涕，发热恶风，头痛，舌质红，苔薄黄，脉浮数。治以疏风解热，宣肺止咳，方药用桑菊饮加减。

牛蒡贝母粥

原料：牛蒡子 6 克，贝母 6 克，粳米 50 克。

做法：牛蒡子、贝母洗净，入锅加适量水煮沸，20 分钟后过滤去渣后取汁，然后将粳米洗净，将适量水煎煮成粥，待粥熟后，倒入过滤后的汁，再稍煮片刻，即可食用。

营养功效：牛蒡子疏风散热、宣肺止咳，贝母清热化痰止咳，粳米健脾，共奏疏风散热、宣肺止咳之功。

银花薄荷饮

原料：金银花 20 克，薄荷 5 克，蜂蜜适量。

做法：将金银花放入锅内，加适量水煮沸，文火煎煮 15 分钟后，再加入薄荷煎煮 3 分钟，过滤去渣后取汁，与蜂蜜搅匀饮用。每日 1 剂，频服。

营养功效：金银花疏风散热、清热解毒，薄荷疏风散热，蜂蜜润肺止咳，共奏疏风散热、润肺止咳之功。

内伤咳嗽

主要分为痰热咳嗽、痰湿咳嗽、气虚咳嗽、阴虚咳嗽。内伤咳嗽由肺病迁延，或他脏先病，咳嗽日久不愈，耗伤正气，累及于肺所致。对于久咳者可选用秋梨膏。

贝母雪梨

原料：雪梨 1 个，贝母 6 克，冰糖适量。

做法：将雪梨、贝母洗净，将雪梨切块，同贝母、冰糖一起放入碗中，再放入锅中蒸，30 分钟后，放温即可食用。

营养功效：雪梨滋阴润肺，贝母润肺止咳，共奏滋阴润肺止咳之功。

百合枇杷藕汁

原料：百合 30 克，枇杷 30 克，鲜藕 30 克，冰糖适量。

做法：将百合、枇杷、鲜藕洗净，放入锅内，加适量水煮汁，去渣取汁，加适量冰糖，代茶频服。

营养功效：百合润肺止咳，枇杷润肺生津止渴，藕健脾生津，共奏滋阴润肺、生津止咳之功。

橘皮粥

原料：橘皮 20 克，粳米 50 克。

做法：将橘皮、粳米洗净，先将橘皮煎煮，去渣取汁，然后放入粳米煮粥，煮至烂熟即可食用。

营养功效：橘皮化痰止咳，粳米健脾，共奏健脾化痰止咳之功。

芩地粥

原料：黄芩 15 克，鲜生地 15 克，粳米 50 克。

做法：将黄芩 、生地放入锅内加适量水，煎煮 1 小时，去渣取汁，再加粳米洗净，放入锅内，煮至烂熟成粥，即可食用。分次服用。

营养功效：黄芩清肺热，生地清热养阴生津，粳米健脾，共奏清热养阴止咳之功。

预防与护理

1. 经常到户外活动，加强锻炼，增强小儿抵抗能力。

2. 积极预防感冒，避免感受风邪，避免接触烟尘等，减少不良刺激。

3. 室内空气要保持新鲜、流通。

4. 保持室内安静，注意休息，让患儿有充足的睡眠。

5. 饮食应给易消化、富含营养的食品，不给辛辣、炒香、油腻的食物，少给生冷、过甜、过咸的食物。

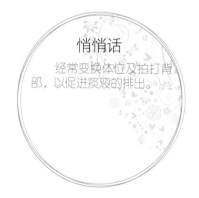

悄悄话

经常变换体位及拍打背部，以促进痰液的排出。

哮　喘

哮喘是一种反复发作的痰鸣气喘疾病，是儿童期最常见的慢性呼吸道疾病。哮以声响言，喘以气息言，哮必兼喘，故称哮喘。哮喘的病因：内因为肺脾肾三脏功能不足，导致痰饮留伏，隐伏于肺，成为哮喘的宿根；外因为感受外邪，接触异物、异味以及嗜食咸酸等。

西医认为哮喘是由多种细胞特别是肥大细胞、嗜酸性粒细胞和T淋巴细胞参与的气道慢性炎症，引起气道高反应，导致可逆性气道阻塞性疾病。临床表现为反复发作性喘息，呼吸困难、胸闷或咳嗽。

发作期热性哮喘

咳嗽喘息，声高息涌，喉间哮吼痰鸣，痰稠色黄，胸膈满闷，身热，面赤，口干咽红，尿黄，便秘，舌红，苔黄，脉滑数。给予清肺化痰定喘，方药用定喘汤加味。

白果冬瓜杏仁饮

原料：白果6个，冬瓜子30克，杏仁10克，冰糖适量。

做法：将白果、冬瓜子、杏仁洗净，放入锅加适量水煮沸，文火煎熬 30 分钟，去渣，加冰糖适量，即可服用，1 日 3 次，每次 1 杯。

营养功效：白果敛肺平喘、消痰，冬瓜子清肺化痰，杏仁止咳平喘，共奏清肺化痰、止咳平喘之功。

竹茹芦根粥

原料：竹茹 15 克，鲜芦根 50 克，生姜 3 片，粳米 50 克。

做法：将竹茹、芦根、粳米洗净，将芦根切段，与竹茹同放入锅内，加适量水煎煮，去渣取汁，药汁与粳米同煮，粥将熟时，加入生姜稍煮，少许盐调味，分 2 次食用，连服 3 ~ 5 天。

营养功效：竹茹清热化痰，芦根清热生津，生姜化痰止咳，共奏清肺化痰、止咳平喘之功。

百合白果饮

原料：百合 10 克，白果仁 10 克。

做法：将百合、白果洗净，放入锅加适量水煮沸，文火煎熬 30 分钟，去渣取汁，温服，1 日 3 次，每次 1 杯。

营养功效：白果敛肺平喘、消痰，百合润肺止咳，共奏清肺化痰、止咳平喘之功。

发作期寒性哮喘

咳嗽气喘，喉间哮鸣，痰多白沫，形寒肢冷，鼻流清涕，面色淡白，恶寒无汗，舌淡红，苔白滑，脉浮滑。给予温肺散寒，化痰定喘。

核桃白果饮

原料：核桃肉 30 克，白果仁 20 克，生姜 3 片。

做法：将核桃肉、白果仁洗净，与生姜一起入锅加适量水，武火煮沸，文火煎煮 30 分钟，放温可饮用。

营养功效：核桃肉温肺定喘，白果仁敛肺化痰平喘，生姜温中散寒、化痰止咳，共奏温肺化痰、散寒定喘之功。

二仁姜糖饮

原料：白果仁 10 克，杏仁 10 克，生姜 3 片，红糖适量。

做法：将白果、杏仁洗净，与生姜同放入锅加适量水煮沸，文火煎熬 30 分钟，去渣，加红糖适量，即可服用，1 日 3 次，每次 1 杯。

营养功效：白果敛肺平喘消痰，杏仁润肺止咳，生姜温中散寒，共奏润肺化痰、止咳平喘之功。

缓解期肺气虚弱

气短面白，自汗怕冷，易感冒，舌淡，脉弱。给予补肺固表，方药用玉屏风散加减。

黄芪粥

原料：黄芪 30 克，粳米 50 克。

做法：将黄芪、糯米洗净，水煮黄芪取汁，再与粳米同煮，文火熬成粥，晨起空腹服用。

营养功效：黄芪补气固表，粳米健脾助运，共奏补气固表、健脾之功。

此外，患者可常备玉屏风散。

缓解期脾气虚弱

咳嗽有痰，食少面黄，大便不实，脉缓无力。给予健脾化痰，方药用六君子汤加减。

山药杏仁糯米粥

原料：山药 30 克，杏仁 10 克，糯米 50 克。

做法：将山药、杏仁、糯米洗净，入锅加适量水煮沸，文火熬成粥即可服用。

营养功效：山药健脾益气，杏仁止咳平喘，糯米补虚健脾，共奏健脾益气、止咳之功。

参苓粥

原料：党参 30 克，茯苓 30 克，生姜 5 克，粳米 100 克。

做法：将党参、生姜切薄片，茯苓捣碎泡半小时，取药汁两次，用粳米同煮粥，一年四季常服。

营养功效：党参益肺补脾，茯苓健脾补中，生姜散寒化痰，粳米健脾，共奏健脾益肺、化痰之功。

参枣米饭

原料：党参 10 克，大枣 20 枚，糯米 250 克，白糖 50 克。

做法：将党参、大枣、糯米洗净，参枣洗净泡发，水煮 30 分钟，捞出参、枣、汁备用，糯米加水适量，蒸熟成饭，置枣于饭上，把汤汁加白糖煎熬成黏汁，浇于枣饭上。

营养功效：党参益肺补脾，大枣补中益气，糯米补虚健脾，共奏健脾益气、助运之功。

缓解期肾虚不纳

动则气急，行寒怯冷，下肢不温，舌淡，脉沉迟。给予补肾纳气，方药用金匮肾气丸加减。

核桃蜂蜜饮

原料：核桃仁 500 克，蜂蜜 500 克。

做法：将核桃仁洗净，捣烂，与蜂蜜和匀，用瓶装好，每次 1 勺，晨起及晚间空腹开水冲服。

营养功效：核桃仁补肾助阳、温肺定喘，蜂蜜润肺止咳，共奏补肾润肺止咳之功。

芡实核桃粥

原料：芡实 30 克，核桃仁 20 克，红枣 10 个，粳米 50 克。

做法：以上各味洗净与粳米同煮成粥，分次服食，也可常食。

营养功效：芡实益肾健脾，核桃仁补肾助阳，红枣补中益气，粳米健脾，共奏补肾健脾之功。

此外，肾虚者可常食生胡桃肉、六味地黄丸等。

1. 发作期要快速缓解症状、抗炎、平喘，缓解期要长期控制症状、抗炎、降低气道高反应性。

2. 重视预防，积极治疗和清除感染病灶，避免各种诱发因素。

3. 注意气候变化，做好防寒保暖措施，尤其换季时，预防外感诱发哮喘。

4. 鼓励病儿参加日常活动和体育锻炼，增强体质。

5. 居室空气流通，阳光充足，避免接触特殊气味。

悄悄话

饮食易清淡而富有营养，忌食生冷油腻、辛辣酸甜及海鲜等可能引起过敏的食物。

厌　食

厌食是以较长时间厌恶进食，食量减少为特征。本病除食欲不振外，一般无明显不适，多由于喂养不当、它病伤脾、先天不足、情致失调引起，脾胃不和，纳化失职，则造成厌食。

脾失健运

食欲不振，厌恶进食，食而乏味，嗳气泛恶，大便不调，多食后则脘腹饱胀，精神正常，舌质淡红，苔薄白，脉尚有力。治以调和脾胃，运脾开胃，方药用不换金正散加减。

麦芽粥

原料：麦芽 50 克，粳米 50 克。

做法：将麦芽、粳米洗净，入锅加适量水煮沸，文火熬成粥即可服用。

营养功效：麦芽健脾开胃消食，粳米健脾，共奏健脾开胃消食之功。

脾胃气虚

不思进食，食而不化，大便偏稀夹有不消化的食物，面色少华，肢倦乏力，舌质淡，苔薄白，脉缓无力。治以健脾益气，佐以助运，方药用异功散加减。

山药糯米粥

原料：山药 30 克，白术 10 克，糯米 50 克。

做法：将山药、白术、糯米洗净，入锅加适量水煮沸，文火熬成粥即可服用。

营养功效：山药健脾益气，白术补气健脾助运，糯米补虚健脾，共奏健脾益气、助运之功。

脾胃阴虚

不思进食，食少饮多，大便偏干，小便短黄，甚者烦躁少寐，手足心热，舌红少津，苔少，脉细数。治以滋养脾胃，佐以助运，方药用养胃增液汤加减。

荸荠粥

原料：荸荠 100 克，粳米 100 克。

做法：将荸荠洗净，去皮捣碎，粳米洗净，一起入锅，加适量水煮沸，文火熬成粥即可服用。

营养功效：荸荠生津开胃消食，粳米健脾，共奏健脾开胃、生津消食之功。

预防与护理

1. 要掌握正确的喂养方法，饮食按时、有度、定时适量。

2. 纠正不良的饮食习惯，不挑食、不偏食，遵照"胃以喜为补"的原则，先从小儿喜欢的食物着手，来诱导开胃。

3. 饭菜要多样化，讲究色香味，促进食欲，少食肥甘厚味、生冷坚硬等不易消化的食物，鼓励多食蔬菜及粗粮。

4. 出现食欲不振时，要及时查明原因，采取针对性治疗措施。

悄悄话

注意生活起居，加强精神调护，保持良好的情绪，增强食欲。

腹　泻

　　腹泻是大便次数增多，粪质稀薄或如水样为特征，属于中医"泄泻"范畴。2 岁以下儿童因脾常不足，易感外邪，内伤饮食，或脾胃虚弱，导致脾虚湿盛而发生泄泻。轻者治疗得当，预后较好；久泻迁延不愈，则易转为疳证。

　　西医小儿腹泻的原因分为感染性和非感染性的两大因素。感染因素：病毒、细菌、真菌、寄生虫。非感染因素：喂养不当、气候因素、过敏性腹泻、原发性或继发性双糖酶缺乏或活性降低。

风寒泻

　　大便清稀，夹有泡沫，臭气不盛，肠鸣腹痛，或伴有恶寒发热，鼻流清涕，舌质淡，苔薄白，脉浮紧。治以疏风散寒，化湿和中，方药用藿香正气散加减。

姜茶饮

原料：红茶 3 克，干姜丝 3 克。

做法：将红茶、干姜丝放入瓷杯中，以沸水 100 毫升冲泡，加盖温浸 10 分钟，即可代茶饮。

营养功效：干姜温中散寒，红茶健胃助消化。

湿热泻

大便呈水样，或如蛋花样，泻下急迫，量多次频，气味秽臭，腹痛时作，食欲不振，或发热，口渴，小便黄，舌质红，苔黄腻，脉滑数。治以清肠解热，化湿止泻，方药用：葛根芩连汤加减。

马齿苋绿豆汤

原料：新鲜马齿苋 120 克，绿豆 60 克。

做法：将马齿苋、绿豆洗净，入锅加适量水煮沸，20 分钟后即可食用。每天 1 ~ 2 次，连服 3 天。

营养功效：马齿苋清热解毒祛湿，绿豆清热解毒，共奏清热解毒祛湿之功。

马齿苋粥

原料：鲜马齿苋 100 克，粳米 50 克。

做法：将鲜马齿苋洗净，切碎，放入锅内加水，煎煮 15 分钟，去渣取汁，再加入粳米煮粥，频服。

营养功效：马齿苋清热解毒祛湿，粳米健胃，共奏和胃清热祛湿之功。

伤食泻

大便稀溏，夹有入凝块或食物残渣，气味酸臭，脘腹胀满，便前腹痛，便后痛减，不思饮食，夜卧不安，舌苔厚腻，脉滑实。治以运脾和胃，化食消滞，方药用：保和丸加减。

山楂麦芽饮

原料：生山楂 10 克，炒麦芽 10 克，红糖适量。

做法：将生山楂洗净，与炒麦芽一起入锅，加 200 毫升水煮沸，15 分钟后过滤去渣后取汁，再加红糖至沸，待温后，即可服用。

营养功效：山楂消食化积，炒麦芽行气消食、健脾开胃，共奏健脾消食化积之功。

山楂萝卜饮

原料：生山楂 30 克，白萝卜 100 克。

做法：将山楂、白萝卜洗净，切碎，放入锅内，加适量水煮沸，取汁，频服。连服3日。

营养功效：山楂消食化积，萝卜消食导滞、行气除胀，共奏消食导滞之功。

脾虚泄

大便稀溏，色淡不臭，多于食后作泻，时轻时重，神疲倦怠，舌淡苔白，脉缓弱。治以健脾益气，助运止泻，方药用：参苓白术散加减。

怀山药粉

原料：怀山药粉9克。

做法：将怀山药粉9克，开水冲服，每日3次。

营养功效：怀山药有健脾止泻之功。

薏米山药粥

原料：山药30克，薏米30克，粳米50克。

做法：将薏米、山药、粳米洗净，加适量水，放入锅中煮，文火煮成稠粥，放温即可食用。

营养功效：山药健脾止泻，薏米除湿健脾止泻，粳米健脾，共奏健脾除湿止泻之功。

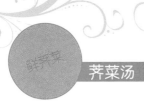

荠菜汤

原料：鲜荠菜50克。

做法：将鲜荠菜洗净，放入锅内，加200毫升水煮沸，文火煮至50毫升，去渣后取汁，1次服完，每日2～3次。

营养功效：荠菜有健脾止泻之功。

预防与护理

1. 加强户外活动，注意气候变化，避免腹部受凉。

2. 提倡母乳喂养，不宜在夏季及小儿有病时断奶，注意添加辅食的原则，科学喂养。

3. 注意饮食和个人卫生，食品要新鲜、清洁，不吃变质的食品。饭前、便后要洗手，餐具要卫生。

4. 适当控制饮食，减少脾胃负担，忌油腻、生冷、不易消化的食物。

5. 保持皮肤干燥、清洁，勤换尿布，每次大便后用温水清洗臀部，防止发生红臀。

6. 预防腹泻脱水，及时口服补液盐，对病情严重者，要及时就医。

鹅口疮

鹅口疮是以口腔、舌上满布白屑为主要的一种口腔疾病，因其状如鹅口，故称鹅口疮。多见于初生儿、久病体虚婴幼儿、营养不良、腹泻或长期使用抗生素及激素的患儿。是白色念珠菌感染在黏膜表面形成白色斑膜。

心脾积热

口腔满布白屑，周围鲜红，面赤，唇红，或伴发热，烦躁，多啼，口干，大便干结，小便短赤，舌红苔薄白，脉滑。治以清心泻脾，方用泻脾散加减。

银黄乳

原料：黄连3克，金银花10克，灯心草6克，牛乳100毫升。

做法：前三味水煎20分钟取浓汁，再与牛乳搅匀，口服。

营养功效：黄连清热泻心火，金银花清心胃热毒，灯心草泻心火，牛奶补虚生津，共奏清心泻脾之功。

西瓜皮饮

原料：西瓜皮 100 克，白糖适量。

做法：将西瓜皮放入锅内，加适量水，文火煎汁，酌加白糖调服，每日 2～3 次，连服 4～5 日。

营养功效：西瓜皮有清热利尿之功。

竹叶公英绿豆粥

原料：淡竹叶 15 克，蒲公英 10 克，绿豆 30 克，大米 35 克，冰糖适量。

做法：先将蒲公英、淡竹叶水煎取汁，再将绿豆、大米共煮糜粥，调入药汁、冰糖即成，食粥，每日 3 次。

营养功效：淡竹叶清心除热缓脾，蒲公英清热解毒，绿豆清热解毒，共奏清心泻脾之功。

虚火上浮

口腔内白屑散在，周围红晕不著，颧红，手足心热，口干不渴，舌红苔少，脉细。治以滋阴降火，方用知柏地黄丸加减。

西洋参莲子炖冰糖

原料：西洋参 3 克，莲子（去心）12 枚，冰糖适量。

做法：将西洋参切片，与莲子放在小碗内加水泡发后，再加冰糖，隔水蒸炖 1 小时，喝汤吃莲子肉，剩下西洋参片，次日可再加莲子同法蒸炖，西洋参可用 2 次，最后一次吃掉。

营养功效：西洋参补气养阴、清热生津，莲子补脾养心，共奏补脾养阴生津之功。

生地旱莲草粥

原料：生地 15 克，旱莲草 15 克，粳米 30 克。

做法：将生地、旱莲草水煎取汁，去渣，粳米加清水煮粥，熟时加生地、旱莲草汁，再煮沸片刻，即可服用。

营养功效：生地清热养阴生津，旱莲草益阴补肾，粳米健脾，共奏补肾健脾、清热养阴生津之功。

莲子心汤

原料：莲子心 6 克，甘草 3 克，生地 9 克。

做法：前三味同时放入锅内，加适量水，煎煮取汁，代茶饮。

营养功效：莲子心清心养气，甘草清火解毒，生地养阴生津、清热凉血，共奏清热养阴生津之功。

预防与护理

1. 要注意口腔卫生，保持口腔清洁。喂奶后服少量温开水，清洁婴儿口腔，在给小婴儿清洁口腔时动作要轻，避免损伤 口腔黏膜。

2. 奶具要消毒，母乳喂养时，应清洗乳头。

3. 食物要新鲜、清洁，多食新鲜蔬菜和水果，避免过烫、过硬、刺激性和肥甘厚腻的食物。

4. 补充水分，保持大便通畅。

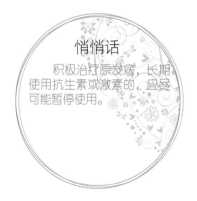

悄悄话

积极治疗原发病，长期使用抗生素或激素的，应尽可能暂停使用。

麻　疹

　　麻疹是由麻疹病毒引起的一种急性呼吸道传染病，以发热、咳嗽、流涕、结膜炎、口腔麻疹黏膜斑及全身斑丘疹为主要特征。本病一年四季都有发生，但好发于冬、春季。发病年龄以 6 个月至 5 岁小儿多见。麻疹自出疹前 5 天至出疹后 5 天均有传染性，如合并肺炎，传染性可延长至出疹后 10 天，病后免疫力持久，大多终身免疫。

　　麻疹的潜伏期一般为 6 ～ 18 天，多在发热后 3 ～ 4 天出皮疹，皮疹先出现于耳后、发际、颈部，逐渐蔓延至额面、躯干及四肢。疹形是玫瑰色斑丘疹，继而色加深呈暗红，可融合呈片，疹间可见正常皮肤，同一部位皮疹持续 2 ～ 3 天，不伴痒感。出疹 3 ～ 4 天后皮疹按出疹顺序开始消退。疹退后，皮肤有糠麸状脱屑及棕色色素沉着，7 ～ 10 天痊愈。无特殊治疗方法。

推荐食谱

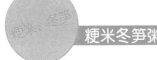

粳米冬笋粥

原料：粳米 50 克，冬笋 50 克。

做法：将冬笋、粳米洗净，一起放入锅内，加适量清水，旺火烧开，用文火熬成粥。空腹服用，每日 2 次。

营养功效：散热透疹。

竹笋鲫鱼汤

原料：竹笋 1 个，鲫鱼 1 条。

做法：将竹笋去皮切片，鲫鱼去鳞及内脏，洗净，一起放入砂锅内，加水煮沸，文火煮 30 分钟，加入盐调味。饮汤，每日 2 次。

营养功效：清热解毒生津。

三鲜汤

原料：鲜芦根 30 克，鲜茅根 30 克，鲜石斛 30 克。

做法：将鲜芦根、鲜茅根、鲜石斛放入砂锅内，加适量水，武火煮沸，文火煮 30 分钟。煎汤代茶饮。

营养功效：清热生津。

预防与护理

1.预防麻疹的关键措施是对易感者接种麻疹疫苗，以提高其免疫力。

2.麻疹流行期间，要避免去公共场所和流行区域，减少感染。

3.麻疹病人应卧床休息，对症治疗。

4.保持室内空气流通，注意温度和湿度，保持眼、鼻、口腔和耳的清洁，避免直接受风寒及强光刺激。

悄悄话

饮食应清淡，忌油腻、辛辣，给予易消化富有营养的食物，注意补充足量水分。

风　疹

风疹是由风疹病毒引起的一种急性呼吸道传染病，以低热、皮疹及耳后、枕部淋巴结肿大和全身症状轻微为特征。以冬春季节多发，1～5岁小儿多见。一般出疹5天后即无传染性，患病后可获得持久性免疫。但妊娠早期感染风疹后，病毒可通过胎盘传给胎儿，影响胚胎的正常发育，导致先天性心脏病、白内障、脑发育障碍等多种畸形。

风疹的潜伏期为14～21天，多于发热后1～2天出疹，最早见于面颊部，迅速扩展至躯干和四肢，1天内遍布全身，但手掌和足底常无皮疹。皮疹初为稀疏红色斑疹、斑丘疹，面部及四肢远端皮疹较稀疏，以后躯干、背部皮疹融合。皮疹多于3天内迅速消退，疹退后无色素沉着。耳后、枕部及后颈部淋巴结肿大。目前尚无特效的治疗方法。

推荐食谱

粳米冬笋粥

原料：粳米 50 克，冬笋 50 克。

做法：将冬笋、粳米洗净，一起放入锅内，加适量清水，旺火烧开，用文火熬成粥。空腹服用，每日 2 次。

营养功效：散热透疹。

荸荠饮

原料：荸荠 250 克，白糖适量。

做法：将荸荠洗净去皮，放入锅内，加适量清水，旺火烧开，用文火煎汤。频服。

营养功效：清热化痰生津。

香菜粥

原料：香菜 30 克，粳米 50 克。

做法：将香菜洗净，水煎去渣取汁待用，粳米洗净，放入锅内，加适量清水，旺火烧开，用文火熬煮，待粥将熟时放入香菜汁，搅拌再煮至烂熟。每日 2 ~ 3 次。

营养功效：发汗透疹。

公英绿豆粥

原料：蒲公英 30 克，绿豆 30 克，白糖适量。

做法：将蒲公英加水煮半个小时，去渣取汁，放入绿豆，煮至豆烂熟，熟时加入适量白糖。每日 1 次。

营养功效：清热解毒。

预防与护理

1. 预防风疹的关键措施是对易感者接种风疹疫苗，以提高其免疫力。

2. 风疹流行期间，要避免去公共场所和流行区域，减少感染。

3. 避免与风疹患者接触，尤其孕妇，在妊娠期 2 ～ 3 个月内要避免接触风疹患者。

4. 风疹病人应卧床休息，注意休息与保暖，保持室内空气流通，积极对症治疗。

5. 皮肤瘙痒者，注意不要搔抓皮肤，防止破损皮肤导致感染；避免直接吹风，防止受凉后复感新邪，加重病情。

6. 饮食应清淡，忌食辛辣、煎炸爆炒等食物，给予易消化富有营养的食物，多饮开水，注意补充足量水分。

水　痘

　　水痘是由水痘－带状疱疹病毒引起的急性传染病，以发热，皮肤黏膜分批出现瘙痒性皮疹，斑疹、丘疹、疱疹和结痂共同存在为特征，具有强烈的传染性，以冬春季节为多见。以 10 岁以下小儿多见，一次感染水痘大多可获得终身免疫，当机体免疫功能受损或已接种过水痘疫苗，也可有第二次感染，但症状轻微，但以后可以发生带状疱疹。水痘结痂后病毒消失，故传染期为发疹前 24 小时至病损结痂。

　　水痘的潜伏期一般为 14 天左右（10 ~ 20 天）。发热数小时至 24 小时出现皮疹，皮疹呈向心性分布，先出现于躯干和头部，然后出现于面部和四肢，主要位于躯干，其次头面部，四肢相对较少。疱疹呈椭圆形，大小不一，内含水液，周围红晕，皮疹分批出现，在同一时期，丘疹、疱疹、干痂并见，常伴有瘙痒，结痂后不留疤痕。水痘多为自限性疾病，10 天左右可自愈。可抗病毒治疗，如阿昔洛韦，但在水痘发病后 24 小时内应用效果更佳。

绿豆汤

原料：绿豆 100 克，冰糖适量。

做法：将绿豆洗净，放入锅内，加清水煮沸，用文火熬汤，最后加适量冰糖即可。可代茶饮。

营养功效：清热解毒，利水消肿。

萝卜香菜汤

原料：萝卜 100 克，香菜 100 克，冰糖适量。

做法：将萝卜、香菜洗净切碎，放入锅内，加入适量清水，熬煮后加入适量冰糖。每日 1 剂，分 2 ~ 3 次服，连服 5 日。

营养功效：发表透疹，化痰。

银花饮

原料：金银花 12 克，甘草 3 克。

238

做法：将金银花、甘草放入砂锅，加适量水，煎煮20分钟，去渣取汁服用。每日2～3次，连服3天。

营养功效：清热解表。

甘草三豆饮

原料：甘草3克，绿豆、赤小豆、黑豆各10克。

做法：将三豆洗净用清水浸泡1小时，同甘草一同放入锅内煮沸后用文火煨炖，熟透即成。食豆喝汤。

营养功效：清热利湿解毒。

预防与护理

1.对水痘患儿应隔离至皮疹全部结痂为止，并给予抗病毒、止痒、防感染治疗。

2.接触过水痘患者的易感者，应检疫3周，并给予水痘病毒活疫苗接种，预防发病。

3.保持室内空气流通，避风寒。

4.饮食要清淡、易消化，多饮开水。

5.保持皮肤清洁，勤换内衣，剪短手指甲，以防抓破疱疹，减少继发感染。

流行性腮腺炎

　　流行性腮腺炎（中医称为痄腮）是由腮腺炎病毒引起的急性呼吸道传染病。以腮腺肿大、疼痛和发热，各种唾液腺体及其他器官均可受累，系非化脓性炎症。感染后可获得终生免疫。以冬春季节多见，多发于3岁以上儿童，2岁以下婴幼儿少见。

　　流行性腮腺炎的潜伏期一般为14～25天。前驱期很短、症状较轻。腮腺肿大常是疾病的首发体征。常先见一侧，肿大以耳垂为中心，向前、后、下发展，边缘不清，表面发热不红，触之有弹性感，有疼痛及触痛，咀嚼食物时疼痛加重。2～3天后另一侧也相继肿大。腮腺管口可见红肿或有颌下腺肿大。腮腺肿大约3～5天达高峰，一般1周左右消退。可并发脑膜脑炎、睾丸炎、卵巢炎、胰腺炎等。本病治疗应内服药与外治疗法配合应用，有助于局部消肿。

推荐食谱

绿豆白菜心粥

原料：绿豆100克，白菜心3个。

做法：将绿豆洗净，放入锅内，加清水煮至豆烂熟，然后将白菜心放入再煮 20 分钟。用文火熬汤，最后加适量冰糖即可。分 2 次服用。

营养功效：清热解毒，养胃生津。

银翘粥

原料：银花 20 克，连翘 10 克，粳米 50 克，冰糖适量。

做法：将银花、连翘放入锅内，加水熬煮，去渣取汁待用，将粳米洗净，加水熬煮，将熟时，放入药汁一起熬煮，加入冰糖适量即可服用。每日 2 次。

营养功效：清热解毒散结。

板蓝根粥

原料：板蓝根 30 克，大青叶 30 克，粳米 50 克，冰糖适量。

做法：将银花、连翘放入锅内，加水熬煮 30 分钟，去渣取汁，将粳米洗净，加水熬煮，煮成粥，加入冰糖适量。随时给患儿服用。

营养功效：清热解毒。

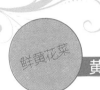

黄花菜汤

原料：鲜黄花菜 50 克。

做法：将黄花菜洗净，放入锅内，加适量水煎煮，加盐调味即可。每日 1 次。

营养功效：清热消肿。

预防与护理

1. 及时对患儿隔离治疗，至腮腺肿胀完全消退为止。流行期间幼儿园及小学校要经常检查，有接触史及腮部肿痛的可疑患儿，要进行隔离密切观察，并给板蓝根 30 克煎服，或用板蓝根冲剂冲服，连服 3～5 天。

2. 患儿发热期间应卧床休息，居室空气流通，避免受凉，复感他邪。并发睾丸炎者适当延长卧床休息时间。

3. 饮食给易消化、清淡的流质、半流质为主，忌肥腻、辛辣、坚硬及酸性等刺激性的食品，以免引起腮腺局部疼痛。注意口腔卫生，用餐后漱口，做好口腔护理。

4. 氦氖激光局部照射治疗腮腺炎，对止痛、消肿有一定的疗效。

手足口病

手足口病是由肠道病毒引起的传染病，引发手足口病的肠道病毒有 20 多种（型），其中以柯萨奇病毒 A_{16} 型（Cox A_{16}）和肠道病毒 71 型（EV 71）最为常见。人对肠道病毒普遍易感，显性感染和隐性感染后均可获得特异性免疫力，持续时间不明确。

手足口病的潜伏期为 2 ~ 7 天，多以发热起病，一般为 38℃左右，发热 1 ~ 2 天后开始出现皮疹，通常在手、足、臀部出现，或出现口腔黏膜疱疹。口腔黏膜出现分散状疱疹，米粒大小，疼痛明显，手掌或脚掌部出现米粒大小疱疹，呈离心性分布。疱疹周围有炎性红晕，疱内液体较少。大多数患儿在一周以内体温下降、皮疹消退，病情恢复，疹退后无瘢痕及色素沉着。重症患者病情进展迅速，在发病 1 ~ 5 天左右出现脑膜炎、脑炎、脑脊髓炎、肺水肿、循环障碍等，极少数病例病情危重，可致死亡，存活病例可留有后遗症。

薏米绿豆粥

原料：生薏米 50 克，绿豆 50 克，甘草 3 克。

做法：将甘草加水适量，煎煮 10 分钟后去渣取汁，将生薏米、绿豆洗净，放入锅内，加清水煮至烂熟，然后将汁放入再煮 20 分钟。每日 2 次服用。

营养功效：清热解毒利湿。

荷叶粥

原料：鲜荷叶 2 张，粳米 50 克。

做法：将荷叶洗净切碎，与粳米一起放入锅内，加水适量，熬煮成粥。每日 2 次服用。

营养功效：清热利湿。

银菊饮

原料：金银花 6 克，菊花 6 克，山楂 10 克，甘草 3 克，冰糖适量。

做法：将金银花、菊花、山楂、甘草、冰糖放入杯中，以沸水冲服，浸泡后饮用。频饮。

营养功效：清热解毒，开胃。

预防与护理

做到"洗净手、喝开水、吃熟食、勤通风、晒衣被"。

1. 将患儿隔离，直到热度、皮疹消退和水疱结痂。一般需要隔离 2 周。

2. 保持室内空气流通，使空气新鲜，温度适宜。

3. 要讲究环境、食品卫生和个人卫生。不喝生水、不吃生冷食物，饭前便后洗手，尽量不要带婴幼儿去人群密集场所。哺乳的母亲要勤洗澡、勤换衣服，喂奶前要清洗奶头。

4. 患儿因发热、口腔疱疹，胃口较差，不愿进食，宜给清淡、温性、可口、易消化、柔软的流质或半流质，多喝温开水，禁食冰冷、辛辣、酸咸等刺激性食物。治疗期间应注意不吃鱼、虾、蟹。

5. 患儿用过的物品要彻底消毒：可用含氯的消毒液浸泡，不宜浸泡的物品可放在日光下曝晒。

6. 皮疹初期可涂炉甘石洗剂，待有疱疹形成或疱疹破溃时可涂 0.5% 碘伏。注意保持皮肤清洁，防止感染。

7. 保持口腔清洁，饭前饭后用生理盐水漱口，对不会漱口的，可以用棉棒蘸生理盐水轻轻地清洁。

猩红热

猩红热是一种由 A 族溶血性链球菌所致的急性呼吸道传染病。以发热、咽峡炎、全身弥漫性红色皮疹及疹退后皮肤脱屑为特征。多见于 3～7 岁的儿童，少数于病后 2～3 周可发生风湿热或急性肾小球肾炎。本病一年四季都可发生，但以冬春两季为多。

猩红热潜伏期通常为 2～3 天，从发病到出疹，一般不超过 24 小时，皮疹从耳后、颈部、胸背迅速蔓延四肢，皮疹有瘙痒感，全身皮肤呈弥漫性红晕，压之退色，疹间无正常皮肤可见，以手按压则红色可暂时消退数秒，出现苍白的手印，为贫血性皮肤划痕；其上散布针尖大小猩红色皮疹，疏密不等，以颈部、肘前、腋窝、腹股沟等皮肤皱褶处皮疹密集，形成紫红色线条，称线状疹；面颊充血潮红，唯口唇周围苍白，称环口苍白圈；病初舌苔厚，3～4 天后舌苔剥脱，舌红起刺，称杨梅舌。皮疹于 48 小时达高峰，以后 2～4 天内依出疹次序消退。体温下降，全身症状好转。疹退 1～2 周后开始成片状脱屑、脱皮，约 2 周脱尽，无色素沉着。青霉素是治疗猩红热的首选药。

绿豆薄荷汤

原料：绿豆 50 克，薄荷 3 克。

做法：将绿豆洗净，放入锅内，加水适量，煮熟绿豆，去汤汁 500 毫升，加入薄荷再煮沸 2 分钟。频服。

营养功效：清热解毒，利咽。

清咽饮

原料：蒲公英 15 克，萝卜 100 克，橄榄 50 克，粳米 50 克。

做法：将蒲公英、萝卜、橄榄共捣碎，用水煎 20 分钟，去渣取汁，加入粳米，再加入适量水，煎煮成稀粥。每日 2 次服用。

营养功效：清热解毒，消肿。

炒丝瓜

原料：丝瓜 250 克，香油 10 克，生蒜 6 枚（捣泥），青黛 3 克，食盐 3 克。

做法：将丝瓜切丝，用香油烧热，放入蒜和丝瓜炒熟，再放入青黛、食盐。随主食食用。

营养功效：清热消肿。

牛蒡粥

原料：牛蒡子 20 克，粳米 50 克，冰糖适量。

做法：将牛蒡子放入锅内，加适量水煎汁，去渣取汁，放入粳米，兑适量水，煮成粥，临熟时加入适量冰糖。每日 1 次。

营养功效：清热解毒，利咽散结。

百合绿豆粥

原料：百合 15 克，绿豆 20 克，薏米 30 克，适量冰糖。

做法：将百合、绿豆、薏米放入锅内，加入适量水，熬粥，加入冰糖再熬几分钟，即可食用。于猩红热恢复期食用。每日 1 次。

营养功效：养阴清热。

预防与护理

1. 控制传染源，对患儿隔离治疗 7 日，至症状消失，咽拭子培养 3 次阴性，方可解除隔离。

2. 对患者的衣物及分泌排泄物应消毒处理。流行期间不去公共场所，所在场所及病室可用食醋熏蒸消毒。

3. 急性期应卧床休息，居室空气流通，防止继发感染。

4. 饮食宜以清淡、易消化流质或半流质为主，注意补给充足的水分，少食油腻及辛辣刺激的食物，如合并急性肾炎，应给少盐、低蛋白质、半流质饮食。

5. 注意皮肤与口腔的清洁卫生，可用淡盐水含漱，1 日 2～3 次。

悄悄话

皮肤瘙痒不可抓挠，脱皮时不可强行撕扯，以免皮肤破损感染。

幼儿急疹

幼儿急疹是由人疱疹病毒 6 型引起的小儿急性传染病。以突然发热，3 ~ 4 天后体温骤降，同时全身出现玫瑰红色小丘疹位特征。以冬春季节多发，病后可获得持久免疫力，很少有第二次发病。多发生于婴幼儿，尤其多见于 1 岁以下婴儿，且皮疹形似麻疹，故中医称为"奶麻"。

幼儿急疹的潜伏期为 7 ~ 17 天，起病急，发热 39℃ ~ 40℃，持续 3 ~ 4 天后，热退疹出，皮疹以躯干、腰部、臀部为主，面部及肘膝关节处较少，皮疹出现 1 ~ 2 天后即消退，疹退后无脱屑及色素沉着。本病为自限性疾病，无特殊治疗方法。

推荐食谱

银花、连翘、粳米

银翘粥

原料：银花 15 克，连翘 20 克，粳米 50 克。

做法：将银花、连翘放入锅内，加入适量水，煎煮 20 分钟，去渣取汁，放入粳米，再加适量水熬粥。每日 2 次。

营养功效：透表解毒。

香菜饮

原料：香菜 20 克。

做法：将香菜洗净，放入锅内，加入适量水，熬煮，取汁。频饮。

营养功效：发汗透疹解毒。

预防与护理

1. 隔离患儿，至出疹后 5 天。

2. 居室要安静，让患儿休息，室内空气新鲜，注意避风寒，防感冒。

3. 饮食要清淡，易消化的流质或半流质的食物，多饮水，忌油腻。

4. 要保持皮肤的清洁卫生，经常给孩子擦去身上的汗渍。

5. 体温超过 39℃，可用温水擦身，防止因高热引起抽风。

锌缺乏症

锌是人体重要的维生素，是 DNA、RNA 聚合酶的主要组成成分，锌可使细胞膜稳定，是唾液蛋白的基本成分，有些酶的活性与锌有关，在蛋白质合成和氨基酸代谢过程中，锌也是不可缺少的。它可以促进人体的生长发育，维持人体正常的食欲，提高人体免疫力。

锌缺乏症是指锌摄入、代谢或排泄障碍所致的体内锌含量过低的现象，是由于身体无法提供充足锌元素，造成缺乏而引起的各种症状。有生长发育迟缓、味觉灵敏度降低、食欲减退或厌食、异食癖、经常发生感染性疾病等临床表现。

治疗首先要治疗原发病，其次是补锌，补锌首选含锌丰富的食物，如不能满足需要，则要补充锌剂，其中以口服为首选，而患儿急性或严重缺锌时，口服达不到治疗目的，可静脉注射锌剂。补锌时要注意防止锌中毒。

推荐食谱

蘑菇核桃仁

原料：鲜蘑菇 250 克，鲜核桃仁 125 克，鸡汤 125 克，精盐 5 克，黄酒 5 克，白糖 3 克，鸡油 25 克，湿淀粉 8 克。

做法：将鲜蘑菇去根，下开水锅烫一下捞出，将核桃仁用水泡一下剥去仁皮，备用，锅上火，放入鸡油、鸡汤、黄酒、精盐、白糖、烧开，再加入鲜蘑菇和核桃仁，烧沸，用湿淀粉勾芡，即可。

营养功效：核桃仁、蘑菇含锌量丰富。

芝麻鸡蛋肝

原料：猪肝 250 克，鸡蛋 2 个，芝麻 100 克，面粉 100 克，植物油 700 克，精盐 5 克，味精 2 克，葱花 5 克，生姜末 5 克，花椒盐适量。

做法：将猪肝洗净，切成小薄片，放入碗内用精盐、味精、葱花、生姜末腌制，沾上面粉、鸡蛋、芝麻。炒锅上火，放入植物油烧热，放入挂料的猪肝，炸透后出锅，吃时蘸椒盐即可。

营养功效：每 100 克芝麻含 6.13 毫克锌，鸡蛋、猪肝是富含锌的食物，面粉也含锌。

鱼肉饼

原料：鱼肉块 20 克，鸡蛋半个，面粉 150 克，植物油、精盐适量。

做法：将鱼块洗净，去皮，去鱼刺，放入小碗内研碎成茸，鸡蛋液打入碗内，打散，在鱼肉碗内倒入鸡蛋液、面粉调匀，加入少许精盐、植物油，搅拌后做成小饼，平锅上火，用植物油擦均烧热，把小饼放入平锅，用小火煎成两面黄，出锅即可。

营养功效：鱼肉含锌丰富，鸡蛋面粉也含有较多的锌。

鳕鱼、淀粉

清蒸鳕鱼

原料：鳕鱼 250 克，葱、姜、精盐、料酒、酱油、淀粉适量。

做法：将鱼块洗净，加料酒、葱、姜、精盐腌 20 分钟，取出鳕鱼放入盘中，放入葱丝、姜丝，放入蒸锅，大火蒸 7 分钟，取出鳕鱼，淀粉和酱油煮成浓稠状，浇在鳕鱼上即可。

营养功效：鳕鱼含有丰富的锌和蛋白质。

莴笋、香菇

莴笋炒香菇

原料：莴笋 250 克，香菇 50 克，白糖、植物油、精盐、酱油、湿淀粉适量。

做法：将莴笋洗净，去皮，切片，香菇去蒂洗净，切片，锅置火上，放入植物油烧热，倒入莴笋片和香菇片，煸炒几下，加入酱油、盐、白糖，用湿淀粉勾芡，翻炒，片刻即可出锅。

营养功效：莴笋和香菇菌含锌丰富，且莴笋含的矿物质也比较高。

预防与护理

1. 坚持母乳喂养，母乳中锌的吸收率高，尤其是初乳。

2. 按时添加辅食，开始添加易吸收的含锌食物，如蛋黄、瘦肉、肝泥、鱼泥等。

3. 培养不挑食、不偏食的良好习惯，饮食要合理搭配。

4. 幼儿发热、腹泻等时，注意要增加含锌丰富的食物。

5. 补充锌制剂，不要与维生素 C 或是钙剂同时服用，以免影响锌的吸收；补锌也不可长期过量服用。

6. 平时不要让幼儿吃过多甜食和糖，以免影响锌的吸收。

悄悄话

含锌丰富的食物：牡蛎、鲱鱼等海产品、瘦肉、肝脏、蛋类、海带、香菇、糙米、花生、核桃、杏仁、大白菜、白萝卜等。

维生素 A 缺乏症

维生素 A 又称视黄黄醇，能够直接被人体利用，主要来自于动物性食物中，如动物肝脏、奶及奶制品及禽蛋中。维生素 A 原类胡萝卜素以 β- 胡萝卜素为代表，存在于绿色、黄红色的蔬菜和水果中，如菠菜、豌豆苗、甜薯、胡萝卜、青椒、南瓜等。含有的 β- 胡萝卜素，可以被人体吸收并转化为维生素 A。

维生素 A 缺乏症是指体内维生素 A 缺乏所致的以眼和皮肤黏膜病变为主的全身性疾病。人体缺乏维生素 A，影响暗适应能力，如儿童发育不良、皮肤干燥、干眼病、夜盲症、味觉、嗅觉减弱，食欲下降等，眼部的症状和体征是维生素 A 缺乏病的早期表现，夜盲或暗光中视物不清最早出现，多见于 1 ～ 4 岁儿童。

治疗首先祛除病因，治疗并存的营养缺乏症，给予富含维生素 A 和胡萝卜素的食物，其次是维生素 A 的治疗，积极治疗眼部病变。

蛋花粥

原料：大米 100 克，鸡蛋黄 1 个。

做法：将大米洗净，放入锅内，加水，用大火烧开，用文火煮成粥，将熟鸡蛋黄放入碗内，研碎，加入到粥锅内，再煮几分钟即可。

营养功效：鸡蛋黄含维生素 A 丰富，是补充维生素 A 的上好佳品。

甜薯泥

原料：红薯 50 克，白糖适量。

做法：将红薯洗净，去皮，切成小块，把红薯放入碗内，稍加温水，放入锅内，蒸煮至烂熟，加入白糖少许，稍煮即可食用。

营养功效：红薯富含胡萝卜素，常吃可防止机体缺乏维生素 A。

鲜藕汁

原料：鲜藕 500 克。

做法：将鲜藕洗净，晾干，去皮，擦成烂泥，取汁。3岁以下，每次10克，每日3次，3岁以上每次15克，每日3次，连服10天。

营养功效：止血解渴。

薯瓜泥

原料：红薯、南瓜、胡萝卜各100克。

做法：将红薯、南瓜、胡萝卜洗净，去皮，切成小块，同放入锅内，加适量水，用中火煮烂，烧至水将干时，用汤勺捣成泥状，加入适量白糖即可。

营养功效：红薯、南瓜、胡萝卜富含胡萝卜素，可补充维生素A原。

预防与护理

1. 注意膳食的营养平衡，经常食用富含维生素A的动物性食物和深色蔬菜。

2. 孕妇和乳母应多食富含维生素A的食物，以保证新生儿和乳儿有充足的维生素A摄入。

3. 婴幼儿是维生素A缺乏的主要对象，要坚持母乳喂养。

4. 眼局部治疗和护理时，动作要轻柔，以免角膜穿孔。

营养性维生素 D 缺乏性佝偻病

维生素 D 缺乏性佝偻病是小儿体内维生素 D 不足而引起钙磷代谢失常的一种慢性营养性疾病。主要表现为生长最快部位的骨骼改变、肌肉松弛及神经兴奋性改变。多见于 2 岁以内的婴幼儿。维生素 D 缺乏性佝偻病可以看成是机体为维持血钙水平而对骨骼造成的损害。

治疗的目的是控制病情活动，防止骨骼畸形，要补充维生素 D 剂和钙剂，对已有骨骼畸形的要加强体格锻炼、矫正，以纠正畸形。

人体通过内源性和外源性两种途径获得维生素 D，内源性维生素 D_3 是内源性维生素 D 的主要来源，从食物中获得的维生素 D 为外源性的，由植物性和动物性两种。

推荐食谱

虾皮、鸡蛋、香油

虾皮蛋羹

原料：虾皮 10 克，鸡蛋 1 个，香油少许。

做法：将鸡蛋磕入碗内，打均匀，加入剁碎的虾皮及开水 40 克调均，在滴入香油。上火沸水蒸 6 分钟即可。

营养功效：虾皮、鸡蛋均含有丰富的钙。

肉末烩豆腐

原料：豆腐 200 克，肉末 50 克，海米 10 克，植物油 50 克，香油 15 克，味精 2 克，湿淀粉 10 克，葱花 10 克。

做法：将豆腐切成 1.5 厘米大小的丁，海米用开水泡一下，切末，将油放入锅内，热后下入锅，肉末煸炒断生，加葱花炝出香味后，加入清水，把豆腐、海米末、精盐放入锅内，烧开后，用湿淀粉勾薄芡，加入香油和味精即成。

营养功效：豆腐、肉末、海米均含有丰富的钙和磷。

萝卜烧牛肉

原料：牛肉 200 克，萝卜 200 克，香菜 15 克，姜 10 克，花椒 1 克，植物油 100 毫升，郫县豆瓣 90 克，料酒 25 毫升，酱油 5 毫升，八角 1 个，草果 1 个，葱 25 克，芫荽 100 克，鲜汤 800 毫升。

做法：将萝卜洗净，切成约 2.5 厘米大的块，将牛肉洗干净后放入水中焯水，除去血污和腥味后，捞出冲洗一下表面，然后切成约 3 厘米大的块备用。将芫荽切成节，姜拍破，再将葱挽成结。将炒锅置于旺火上，放油烧至三成油温，放豆瓣炒出香味至油成红色时，将牛肉块放入略炒后，将鲜汤倒入后，放入破姜、花椒、八角、草果、料酒、酱油、葱烧沸，再用小火烧约 2 小时后至牛肉刚软。最后将萝卜放入牛肉中一起烧约 30 分钟至萝卜和牛肉都嫩软后，用旺火将汤汁烧稠，起锅舀入凹盘中，撒上芫荽即成。

营养功效：牛肉富含钙磷，萝卜、香菜也含有钙磷。

核桃仁芝麻糊

原料：核桃仁 30 克，芝麻 30 克，米粉 100 克。

做法：将核桃仁、芝麻洗净，放入热锅内用小火炒熟，取出研成粉，再加入米粉，加水适量，搅拌均匀成糊状即可食用。

营养功效：核桃仁、芝麻含钙、磷丰富。

预防与护理

1. 孕妇要多做户外运动，饮食要含有丰富的维生素 D、钙、磷和蛋白质等营养物质，防止胎儿宫内维生素 D 储存不足。

2. 婴儿要保证一定时间的户外活动，给予预防量的维生素 D 和钙剂，研究证实日光照射和生理剂量的维生素 D（400 单位）可预防佝偻病。

3. 坚持母乳喂养，及时添加辅食，不偏食和挑食。

维生素 C 缺乏症

维生素 C 主要功能是起还原剂作用及参与重要的羟化反应。最重要的是对脯氨酸的羟化作用，能促进脯氨酸转变为羟脯氨酸，后者对胶原合成起重要作用，它有助于保持间质物质的完整性，骨骼的发育不是单靠补钙就可以形成的，胶原蛋白可以制造出网状组织，使钙质坚实、沉着；维生素 C 可使三价铁还原为二价铁，促进食物铁的吸收和铁蛋白的储存；还可使叶酸还原为具有活性的四氢叶酸，促进红细胞成熟和增殖；也可提高机体应激能力和免疫功能。

维生素 C 缺乏症又称坏血病，是由于人体长期缺乏维生素 C（抗坏血酸）所引起的出血倾向及骨骼病变的疾病，本病多见于婴幼儿。儿童主要表现为骨发育障碍，肢体肿痛，假性瘫痪，皮下出血。

治疗首选食物治疗，其次口服维生素 A 制剂，并预防或治疗继发感染。

番茄白菜

原料：小白菜100克，番茄酱2小勺，精盐、白糖、味精适量，鲜汤50克。

做法：将白菜洗净，切成段，鲜汤放入锅内，烧开，加入番茄酱、精盐、白糖、味精调味，烧开后放入白菜段，翻炒，烧开即成。

营养功效：白菜微寒味甘，有养胃生津、除烦解渴、利尿通便、清热滋阴之功，白菜和番茄均含有丰富的维生素C。

拌茄泥

原料：嫩茄子100克，芝麻酱1汤勺，盐、香油适量。

做法：将茄子洗净，去皮，切成小段，上屉蒸至烂熟，取出放入碗中拌成泥，把芝麻酱、盐、香油放入碗中调成糊状，浇在茄泥上，搅拌均匀即可食用。

营养功效：茄子含有丰富的维生素C。

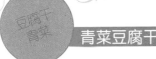

青菜豆腐干

原料：青菜 100 克，豆腐干 2 块，精盐、味精、油、鲜汤适量。

做法：将青菜洗净，放入沸水中焯一下，捞出切成段，豆腐干切成丝，锅内放入少量油烧热，倒入豆腐干丝煸炒，加入精盐、味精、鲜汤，烧开后倒入青菜段，翻炒片刻即可。

营养功效：青菜富含维生素 C，豆腐干含有钙，对幼儿生长有益。

凉拌番茄

原料：番茄 100 克。

做法：将番茄洗净，用沸水烫一下，冷水中过凉，去皮，将去皮的番茄切片。将番茄片装盘，撒上白糖，拌匀即成。

营养功效：番茄含有丰富的维生素 C，每 100 克含维生素 C 14 毫克。

红薯粥

原料：红薯 50 克，粳米 50 克。

做法：将红薯、粳米洗净，切成小块，锅内加水，放入红薯、粳米。烧开后，用小火煮成粥，即可。

营养功效：红薯含有丰富的维生素 C。

土豆泥

原料：小土豆 6 个，牛奶适量。

做法：将土豆洗净，去皮，放入锅内，加水煮 30 分钟，煮熟时，捞出，沥干水，放入碗中，用勺子把土豆压碎，逐渐加入适量牛奶，直至搅成泥状，即可食用。

营养功效：土豆含有丰富的维生素 C。

维生素 C 为水溶性，人体自身不能合成，需由食物供给，维生素 C 广泛存在于新鲜水果和绿叶蔬菜中，维生素 C 特别怕热，它们在加工过程中极易被破坏和流失。母乳中维生素 C 含量与乳母膳食有关，一般可满足婴儿生理需要。而谷类及牛乳中含量极少，经煮沸后则大多被破坏。相比之下，红薯、土豆等薯类食品中所含的维生素 C 活性更强，既耐热又不怕水，可以让我们更充分、更快速地吸收。

预防与护理

1. 选择含维生素 C 丰富的食物，改进烹调方法，减少维生素 C 的损失。

2. 鼓励母乳喂养，改善乳母营养，保证乳液中含有丰富的维生素 C。

3. 及时添加富含维生素 C 的辅食，如菜汤、果汁等食品。

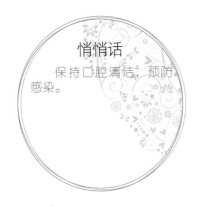

悄悄话

保持口腔清洁，预防感染。

营养性缺铁性贫血

营养性缺铁性贫血是由于体内铁缺乏致使血红蛋白合成减少而引起的一种贫血。临床上以小细胞低色素性贫血、血清铁蛋白减少和铁剂治疗有效为特点。轻度贫血可无症状，中度以上可出现头晕、乏力、食欲减退、烦躁、精神不集中等，并有不同程度的皮肤黏膜苍白，以口唇、甲床和眼睑结膜为明显。主要是由于铁的摄入不足、铁的吸收障碍、铁的丢失过多或生长发育快而含铁辅食添加不及时等原因。

胎儿可通过胎盘从母体获得铁，以孕后期 3 个月获铁量最多，足月儿从母体所获得的铁足够其生后 4～5 月内之需，如孕母严重缺铁，可影响胎儿获取铁量。足月新生儿体内总铁的 25% 为贮存铁，生后由于"生理性溶血"释放的铁较多，而"生理性贫血"期造血相对较低下，加之从母体获取的铁一般能满足 4 个月之需，故婴儿早期不易发生缺铁。约 4 月龄以后，从母体获取的铁逐渐耗尽，加上此期生长发育迅速，造血活跃，因此对膳食铁的需要增加，而婴儿主食人乳和牛乳的铁含量均低，不能满足机体之需，贮存铁耗竭后即发生缺铁，故 6 个月至 2 岁的小儿缺铁性贫血发生率高。但早产儿从母体获取铁少，且生长发育更迅速，可较早发生缺铁。

小儿贫血的诊断标准：新生儿期血红蛋白＜145 克／升为贫血；1～4 个月＜90 克／升为贫血，4～6 个月＜100 克／升为贫血；6 个月至 6 岁＜110 克／升为贫血；6～14

岁＜ 120 克 / 升为贫血。

小儿贫血程度分类：轻度 Hb 从正常下限至 90 克 / 升；中度 Hb 为 60 克 / 升；重度 Hb 为 30 克 / 升；极重度 Hb 为＜ 30 克 / 升。

属于中医的"血虚"范畴，以虚证为主，补其不足，培其脾肾，化生气血是治疗的法则。

脾胃虚弱

长期纳食不振，神疲乏力，面色苍黄，唇淡甲白，大便不调，舌淡苔白，脉细无力。治以健脾益气养血，方用六君子汤加减。

红枣木耳汤

红枣、冰糖、黑木耳

原料：红枣 10 枚，黑木耳 10 克，冰糖适量。

做法：将红枣洗净去核，黑木耳用冷水泡发，择洗干净，入锅加适量水煮沸，文火熬煮 20 分钟，加入冰糖再煮 2 分钟，放温即可服用。

营养功效：红枣补脾益气养血，黑木耳益气养胃，共奏健脾益气养血之功。此外，每 100 克黑木耳中含铁 185 毫克，是各种荤素食品中含铁量最多的，是天然的补铁食品。

面色苍白，唇淡甲白，发黄稀疏，头晕，心悸心慌，语声不振甚者低微，气短懒言，体倦乏力，食欲不振，舌淡红，脉细弱。治以补脾养心，益气生血。方用归脾汤加减。

荔枝红枣汤

原料：荔枝干 15 克，大枣 30 克。

做法：将荔枝干、大枣洗净，入锅加适量水煮沸，文火熬煮 30 分钟即可服用。

营养功效：荔枝干养血，大枣补脾益气养血，共奏健脾益气、养血之功。

糯米阿胶粥

原料：糯米 60 克，阿胶 30 克，红糖少许。

做法：将糯米洗净，煮粥，待粥将熟时，放入捣碎的阿胶，边煮边搅匀，稍煮沸 2 ～ 3 分钟即可服用。

营养功效：阿胶补血，糯米补虚健脾，共奏健脾补血之功。

面色皮肤苍白，爪甲色白易脆，毛发枯黄，发育迟缓，头晕目涩，潮热盗汗，舌红苔少，脉弦数或细数。治以滋养肝肾，益精生血。方用左归丸加减。

樱桃龙眼羹

原料：龙眼肉 10 克（或鲜龙眼 15 克），枸杞子 10 克，鲜樱桃 30 克，白糖适量。

做法：以上两味洗净，加水煮至充分膨胀后，放入新鲜樱桃，煮沸，加白糖调味服用。

营养功效：龙眼肉益脾养血，枸杞子补肾养肝，鲜樱桃补中益气，共奏补肾养肝、健脾养血之功。

仙人粥

原料：制何首乌 30 ~ 60 克，粳米 60 克，红枣 3 ~ 5 枚，红糖适量。

做法：将何首乌、粳米、红枣洗净，首先将制首乌煎取浓汁，去渣，同粳米、红枣同入砂锅内煮粥，粥将成时放入红糖以调味，再煮 1 ~ 2 沸即可。

营养功效：制何首乌补益精血，红枣健脾益气养血，粳米健脾，共奏健脾益气、养血之功。

脾肾阳虚

面色苍白，唇舌爪甲苍白，精神委靡不振，纳差，大便溏泄，发育迟缓，毛发稀疏，四肢不温，舌淡苔白，脉沉细无力。治以温补脾肾，益阴养血。方用右归丸加减。

参归鸽肉汤

原料：鸽1只，党参25克，当归12克。

做法：将党参、当归、鸽肉洗净，入锅加适量水煮沸，文火熬煮煨汤服。

营养功效：党参健脾益气生血，当归补血养血，鸽肉滋肾益气，共奏补肾健脾益气、补血养血之功。

食物铁的主要来源

动物性食品：动物肝脏、瘦肉、鱼、虾、蛋黄、动物血等。

植物性食品：豆类、枣、芝麻、紫菜、芹菜、黑木耳、海带等。

预防与护理

主要是做好卫生宣教工作，使全社会尤其是家长认识到缺铁对小儿的危害性及做好预防工作的重要性，使之成为儿童保健工作中的重要内容。主要预防措施包括：

1. 提倡母乳喂养，因母乳中铁的吸收利用率较高。

2. 做好喂养指导，无论是母乳或人工喂养的婴儿，均应及时添加含铁丰富且铁吸收率高的辅助食品，如精肉、血、内脏、鱼等，并注意膳食合理搭配，婴儿如以鲜牛乳喂养，必须加热处理以减少牛奶过敏所致肠道失血。

3. 婴幼儿食品（谷类制品、牛奶制品等）应加入适量铁剂。

4. 对早产儿，尤其是非常低体重的早产儿宜自 2 个月左右给予铁剂预防。

5. 合理膳食：供给足够的动物蛋白、豆制品、绿色蔬菜和水果等，要注意达到平衡膳食，如樱桃每 100 克含铁量为5.9 毫克。

6. 纠正不良的饮食习惯，如挑食、偏食、吃零食等因素，养成良好的饮食习惯，合理配置膳食结构。

7. 疾病预防：预防感染性疾病和寄生虫病。

8. 预防感冒，重度贫血应避免剧烈运动，注意休息。

用铁剂治疗，餐间服用最为恰当，为促进铁剂的吸收，补铁的同时可适当补存维生素 C。对贫血合并锌缺乏的儿童，先补铁纠正贫血，之后再补锌纠正锌缺乏症。

零食的选择

零食是正餐时间外食用的各种少量食物或饮料（不含日常饮用水），零食是人类合理膳食的一部分。

国家卫生部首次公布由国家疾控中心编制的《儿童零食消费指南》，首次将儿童零食分为"可经常食用"、"适当食用"和"限制食用"三个级别。

《指南》中明确将：煮蛋、鲜牛奶、烤黄豆、烤红薯等列为可"经常食用"的零食，建议儿童每天食用。

巧克力、肉干、咖啡等则被定为"适当食用"零食，每周吃 1～2 次即可。

而儿童们爱吃且常吃的棉花糖、膨化类食品、蛋黄、巧克力派等都被列入"限制食用"范围，指南建议家长让孩子尽量少吃或不吃，若吃，则每周尽量不超过 1 次。

中国许多儿童都有吃零食的习惯，且时间多集中在晚上，地点多集中在学校和家中。安排好儿童的零食，即可以增加营养素的摄入，满足儿童的口味，同时不能影响主食进餐量，合理安排儿童的零食是非常重要的。

即使是对孩子有益的食物，也不能一味地满足孩子的需求，而要加以适当的控制。这是因为儿童如果整天吃零食不离口，会使胃液分泌失调，消化功能紊乱，食欲不振，对正餐不感兴趣。另外，像花生、葵花籽等坚果类食物脂肪含量也非常高，食入过多，容易造成热量过剩。孩子一般自制力较差，对于可口的食品很容易一次贪吃过多。

在允许孩子吃零食的同时，一个基本原则是不要影响正餐的食欲和食量，零食只是正餐的补存，不能取代正餐。如果孩子由于吃了零食，吃正餐时便不想吃或减少了食量，则零食便是吃得过量了。吃零食不要离正餐太近，不应影响正餐的食量，睡觉前半小时避免吃零食，以免影响肠道和牙齿的健康。即使是营养再丰富的零食含有的营养素也不全面，如果儿童因为吃零食过多而不想再吃正餐，则他们必需的营养素将得不到保证，甚至会导致儿童营养不良。

常见的零食

1. 含糖量过高的零食，如话梅、蜜饯、糖果、巧克力、中式糕点及各种冰激凌、雪糕等，吃完之后容易引起饱胀感，从而影响正餐，造成营养失衡，并导致儿童龋齿，吃糕点可作为下午加餐，以补充热，而不能把糕点作为主食，让孩子随意食用。尤其是不能饭前吃。此外，话梅、蜜饯中含有亚硝酸盐，盐分高，还有防腐剂和香精，会损害孩子的肝脏。

2. 腌制、熏烤和油炸的食品，如羊肉串、咸牛肉干、各类膨化食品等也不宜作为儿童的零食。油炸食品在加工制作过程中，这类食品本身含有的营养成分大多被破坏，而且还会产生一些致癌或有毒物质，油炸淀粉会导致心血管疾病。腌制的食物一方面含盐量太高，另一方面含有大量的亚硝酸盐。不利于宝宝的生长发育。

3. 饼干、方便面等食品，由于含有过多的热量，且营养成分极低，也不宜作为儿童的零食。

4. 一般情况，零食优先选择水果和各种奶制品，新鲜水果营养丰富，水果含有较多的糖类、无机盐、维生素和有机酸，经常吃水果能促进食欲，帮助消化，对幼儿生长发育是极为有益的，非常适合作为儿童的零食；奶制品如牛奶、奶酪等含有丰富、优质的蛋白质、脂肪、糖、钙和其他多种对人体有益的成分，能够促进儿童的体格和智力发育，也是儿童极佳的零食选择。

5. 豆浆及其他豆制品，可以为儿童的生长发育提供优质的蛋白质、脂肪、B族维生素。

6. 各种坚果类食物，如花生、杏仁、松子、板栗等，是天然的健康保健食品，也可作为孩子们的零食，但幼儿时期不宜多食。

吃零食的原则

给孩子吃零食要有原则，避免吃零食带来的不良后果。这些原则有：

1. 要选择新鲜、天然、易于消化吸收的零食，能补偿主食中所缺营养物质的食物，以满足孩子生长发育的需要。零食应是合理膳食的组成部分，不要仅从口味和喜好来选择。

2. 吃零食要适可而止，最多每日不超过 2 次。注意正餐前半小时至 1 小时不要让孩子吃零食，以免影响主餐量。

3. 吃零食时要细嚼慢咽，这样可以促进唾液分泌，有利于帮助消化。

4. 睡前半小时禁忌吃零食，保持口腔卫生。睡前吃零食会促进口腔内细菌繁殖，若因饥饿，睡前可补食点心，但食后要漱口刷牙，防止牙病。

5. 注意食品和个人卫生。食前要洗手，不要用不洁的手抓食品，瓜果要洗净削皮。不要买不洁的或无生产厂家和生产日期标志的零食给孩子吃，严防因吃不干净及过期的零食而引起食物中毒或肠道传染病的发生。

6. 少食油炸、过甜、过咸的零食，不买或少买像烤羊肉串、油炸鸡腿等零食给孩子吃，因为烟熏、火烤、油炸类的食物都含有不同程度的致癌物质，不利孩子身体健康。

7. 注意安全，避免豆类、坚果类等食品呛入气管。

正确对待食品添加剂

常见的零食中许多都含有食品添加剂，为此下面简单介绍一下食品添加剂的相关内容。

食品添加剂是现在食品工业中必不可少的，食品添加剂是指为改善食品品质和色、香和味以及为防腐、保鲜和加工工艺的需要而加入食品中的人工合成或者天然物质。

食品添加剂的特征

1. 食品添加剂时加入到食品中的物质，一般不单独作为食品来食用。

2. 食品添加剂包括人工合成物质和天然物质。

3. 食品添加剂的目的是为了改善食品的品质和色、香、味以及防腐、保鲜和加工工艺的需要。

正确对待食品添加剂

目前食品添加剂或多或少存在一些问题，如违法添加、来源不明、材料不正当、滥用等。使得公众谈食品添加剂色变，更多的是混淆了非法添加物和食品添加剂的概念，把一些非法添加物的罪名扣到食品添加剂的头上。

食品添加剂不等于违法添加物，我们对食品添加剂也无需过度恐慌，随着国家相关标准的即将出台，食品添加剂的生产和使用必将更加规范。当然，应该加强自我保护意识，多了解食品安全相关知识，尤其不要购买颜色过艳、味道过浓、口感异常的食品。

食品添加剂的好处

1. 食品添加剂改善了食品的品质，防止食品腐败变质，保持或增强食品的营养，改善或丰富食物的色、香、味等。

2. 不使用防腐剂具有更大的危险性，这是因为变质的食物往往会引起食物中毒的疾病。另外，防腐剂除了能防止食品变质外，还可以杀灭曲霉素菌等产毒微生物，这是有益于人体健康的。

3. 食品添加剂大大促进了食品工业的发展，主要是给食品工业带来许多好处，如改善食品的感官性状、增加食品的品种和方便性、有利食品加工。

购买食品时要注意

1.养成阅读食品说明的习惯，尽量买含添加剂少的食品。

2.选择加工度低的食品，加工度越高，添加剂也就越多。

3.了解食品中所含添加剂的内容后再吃。

4.不要盲目购买，贪图便宜。

少儿喜欢的零食

核 桃

核桃仁营养丰富，对大脑有很强的滋补作用，有明显的健脑益智功能。其中的脂肪成分主要是亚油酸甘油酯及亚麻酸、油酸甘油酯，这些物质进入人体后，可变为脑细胞需要的组成物质，所含的蛋白质、钙元素及胡萝卜素等，可促进大脑充分发育，增强智力及记忆能力；所含有的锌、锰、铬等微量元素能延缓脑功能衰退，增强脑细胞活力，所含的维生素E，可防止大脑及身体的衰减，所含的磷质，有补脑作用，是脑细胞新陈代谢所需要的基本物质。

山　楂

山楂是一种营养丰富的食品，特别是有机酸和维生素C的含量较高，能起到健脾胃，消积化食的作用。儿童可以多食果丹皮，因它是以山楂为主要成分的。

豆制品

大豆中含有丰富的蛋黄素、蛋白质、卵磷脂等营养物质，这些营养物质能够参与脑代谢和构成脑细胞，其中的卵磷脂，能在人体内释放乙酰胆碱，是脑神经细胞间传递信息的桥梁，对增强记忆力大有裨益，对儿童大脑的发育具有十分积极的作用。

牛肉干

牛肉干中含有人体每天生理 活动所需的蛋白质和氨基酸，具有能提高机体抗病能力，补中益气、滋养脾胃、强健筋骨、化痰息风、止渴止涎等功效，对于正在快速成长的儿童具有很好的帮助。

花　生

花生具有滋补益寿，属于高蛋白物质，营养价值高且易被人体吸收，含有人体所必需的 8 种氨基酸和丰富的脂肪、卵磷脂、维生素 A、B、E、K，对于促进细胞发育，提高智力，增强大脑记忆等都有很好的效果，所含的钙、磷、铁等元素，对促进人体生长发育，加快骨骼成长有很大的功效。

悄悄话

花生外面的红衣皮可以抑制纤维蛋白的溶解，促进血小板新生，加强毛细血管的收缩功能，对出血性疾病有预防和治疗作用。

附录 1　预防接种的相关知识

计划免疫是根据儿童的免疫特点和传染病发生的情况制定的免疫程序，通过有计划地使用生物制品进行预防接种，以提高人群的免疫水平、达到控制和消灭传染病的目的。

预防免疫的免疫制剂分人工主动免疫制剂和被动免疫制剂，主动免疫制剂具有抗原性，通过接种到机体产生特异性自动免疫力，称为疫苗，包括灭活疫苗、减毒活疫苗。被动免疫制剂具有抗体属性，使机体产生被动免疫，包括抗病毒、抗血清和特异性免疫球蛋白。

疫苗接种后的反应可分为一般反应和异常反应。

一般反应：由疫苗本身引起的反应，表现轻微、局限、一过性，如出现局部红肿疼痛，或表现发热、头痛等全身反应。

异常反应：发生率极低，常见有晕厥、无菌性脓肿、变态反应。

计划免疫程序

出生婴儿：卡介苗、乙肝疫苗。

1月：乙肝疫苗。

2月：脊髓灰质炎减毒活疫苗。

3月：脊髓灰质炎减毒活疫苗、百白破三联疫苗。

4月：脊髓灰质炎减毒活疫苗、百白破三联疫苗。

5月：百白破三联疫苗。

6月：乙肝疫苗、流脑A疫苗。

8 月：麻腮风疫苗。

9 月：流脑 A 疫苗。

1 岁：乙脑疫苗。

1 岁 6 个月：麻腮风疫苗、甲肝疫苗、百白破三联疫苗。

2 岁：乙脑疫苗、甲肝疫苗。

3 岁：流脑 A+C 疫苗。

4 岁：脊髓灰质炎减毒活疫苗。

6 岁：麻腮风疫苗、百白破三联疫苗。

预防接种后可能引起的一些反应

1. 卡介苗接种后 2 周左右局部可出现红肿浸润，6 ~ 8 周显现 OT 试验阳性，8 ~ 12 周后结痂。若化脓形成小溃疡，腋下淋巴结肿大，可局部处理以防感染扩散，但不可切开引流。

2. 脊髓灰质炎三型混合疫苗接种后有极少数婴儿发生腹泻，但往往能不治自愈。

3. 百日咳、白喉、破伤风类毒素昆合制剂接种后局部可出现红肿、疼痛或伴低热、疲倦等，偶见过敏性皮疹、血管性水肿。若全身反应严重，应及时到医院诊治。

4. 麻疹疫苗接种后，局部一般无反应，少数人可在 6 ~ 10 日内产生轻微的麻疹，予对症治疗即可。

5. 乙型肝炎病毒疫苗接种后很少有不良反应。个别人可有发热，或局部轻痛，不必处理。

预防接种时注意事项

1. 接种应在儿童身体健康状态良好时进行，家长不得隐瞒病情、病史。

2. 若儿童身体不适要推迟接种或暂缓接种，但应在病好后要及时补种。

3. 如果儿童患有急性传染病、过敏性疾病、哮喘、先天性免疫缺陷疾病等时，则不能进行疫苗接种。

4. 医生要严格掌握疫苗的适应证和禁忌证。

5. 接种后，当天不洗澡，不要让儿童太疲劳。

6. 接种后，个别儿童可能出现发热等不适，可到医院就诊。

附录2 儿童体重、身长（高）的参考值

0～6岁男童体重、身长（高）的参考值

年龄		体重（公斤）			身长（厘米）			年龄		体重（公斤）			身长（厘米）		
岁	月	-2SD	中位数	+2SD	-2SD	中位数	+2SD	岁	月	-2SD	中位数	+2SD	-2SD	中位数	+2SD
0	0	2.5	3.3	4.4	46.1	49.9	53.7	1	0	7.7	9.6	12	71	75.7	80.5
0	1	3.4	4.5	5.8	50.8	54.7	58.6	1	1	7.9	9.9	12.3	72.1	76.9	81.8
0	2	4.3	5.6	7.1	54.4	58.4	62.4	1	2	8.1	10.1	12.6	73.1	78	83
0	3	5	6.4	8	57.3	61.4	65.5	1	3	8.3	10.3	12.8	74.1	79.1	84.2
0	4	5.6	7	8.7	59.7	63.9	68	1	4	8.4	10.5	13.1	75	80.2	85.4
0	5	6	7.5	9.3	61.7	65.9	70.1	1	5	8.6	10.7	13.4	76	81.2	86.5
0	6	6.4	7.9	9.8	63.3	67.6	71.9	1	6	8.8	10.9	13.7	76.9	82.3	87.7
0	7	6.7	8.3	10.3	64.8	69.2	73.5	1	7	8.9	11.1	13.9	77.7	83.2	88.8
0	8	6.9	8.6	10.7	66.2	70.6	75	1	8	9.1	11.3	14.2	78.6	84.2	89.8
0	9	7.1	8.9	11	67.5	72	76.5	1	9	9.2	11.5	14.5	79.4	85.1	90.9
0	10	7.4	9.2	11.4	68.7	73.3	77.9	1	10	9.4	11.8	14.7	80.2	86	91.9
0	11	7.6	9.4	11.7	69.9	74.5	79.2	1	11	9.5	12	15	81	86.9	92.9

年龄		体重（公斤）			身长（厘米）			年龄		体重（公斤）			身长（厘米）		
岁	月	-2SD	中位数	+2SD	-2SD	中位数	+2SD	岁	月	-2SD	中位数	+2SD	-2SD	中位数	+2SD
2	0	9.7	12.2	15.3	81.7	87.8	93.9	3	0	11.3	14.3	18.3	88.7	96.1	103.5
2	1	9.8	12.4	15.5	81.7	88	94.2	3	1	11.4	14.5	18.6	89.2	96.7	104.2
2	2	10	12.5	15.8	82.5	88.8	95.2	3	2	11.5	14.7	18.8	89.8	97.4	105
2	3	10.1	12.7	16.1	83.1	89.6	96.1	3	3	11.6	14.8	19	90.3	98	105.7
2	4	10.2	12.9	16.3	83.8	90.4	97	3	4	11.8	15	19.3	90.9	98.6	106.4
2	5	10.4	13.1	16.6	84.5	91.2	97.9	3	5	11.9	15.2	19.5	91.4	99.2	107.1
2	6	10.5	13.3	16.9	85.1	91.9	98.7	3	6	12	15.3	19.7	91.9	99.9	107.8
2	7	10.7	13.5	17.1	85.7	92.7	99.6	3	7	12.1	15.5	20	92.4	100.4	108.5
2	8	10.8	13.7	17.4	86.4	93.4	100.4	3	8	12.2	15.7	20.2	93	101	109.1
2	9	10.9	13.8	17.6	86.9	94.1	101.2	3	9	12.4	15.8	20.5	93.5	101.6	109.8
2	10	11	14	17.8	87.5	94.8	102	3	10	12.5	16	20.7	94	102.2	110.4
2	11	11.2	14.2	18.1	88.1	95.4	102.7	3	11	12.6	16.2	20.9	94.4	102.8	111.1

年龄		体重（公斤）			身长（厘米）			年龄		体重（公斤）			身长（厘米）		
岁	月	-2SD	中位数	+2SD	-2SD	中位数	+2SD	岁	月	-2SD	中位数	+2SD	-2SD	中位数	+2SD
4	0	12.7	16.3	21.2	94.9	103.3	111.7	5	0	14.1	18.3	24.2	100.7	110	119.2
4	1	12.8	16.5	21.4	95.4	103.9	112.4	5	1	14.4	18.5	24.2	101.1	110.3	119.4
4	2	12.9	16.7	21.7	95.9	104.4	113	5	2	14.5	18.7	24.4	101.6	110.8	120
4	3	13.1	16.8	21.9	96.4	105	113.6	5	3	14.6	18.9	24.7	102	111.3	120.6
4	4	13.2	17	22.2	96.9	105.6	114.2	5	4	14.8	19	24.9	102.5	111.9	121.2
4	5	13.3	17.2	22.4	97.4	106.1	114.9	5	5	14.9	19.2	25.2	103	112.4	121.8
4	6	13.4	17.3	22.7	97.8	106.7	115.5	5	6	15	19.4	25.5	103.4	112.9	122.4
4	7	13.5	17.5	22.9	98.3	107.2	116.1	5	7	15.2	19.6	25.7	103.9	113.4	123
4	8	13.6	17.7	23.2	98.8	107.8	116.7	5	8	15.3	19.8	26	104.3	113.9	123.6
4	9	13.7	17.8	23.4	99.3	108.3	117.4	5	9	15.4	19.9	26.3	104.8	114.5	124.1
4	10	13.8	18	23.7	99.7	108.9	118	5	10	15.6	20.1	26.6	105.2	115	124.7
4	11	14	18.2	23.9	100.2	109.4	118.6	5	11	15.7	20.3	26.8	105.7	115.5	125.2

年龄		体重（公斤）			身长（厘米）			年龄		体重（公斤）			身长（厘米）		
岁	月	-2SD	中位数	+2SD	-2SD	中位数	+2SD	岁	月	-2SD	中位数	+2SD	-2SD	中位数	+2SD
6	0	15.9	20.5	27.1	106.1	116	125.8	6	6	16.8	21.7	28.9	108.7	118.9	129.1
6	1	16	20.7	27.4	106.5	116.4	126.4	6	7	16.9	21.9	29.2	109.1	119.4	129.6
6	2	16.2	20.9	27.7	107	116.9	126.9	6	8	17.1	22.1	29.5	109.5	119.8	130.2
6	3	16.3	21.1	28	107.4	117.4	127.5	6	9	17.2	22.3	29.8	109.9	120.3	130.7
6	4	16.5	21.3	28.3	107.8	117.9	128	6	10	17.4	22.5	30.1	110.3	120.8	131.2
6	5	16.6	21.5	28.6	108.2	118.4	128.5	6	11	17.5	22.7	30.4	110.8	121.3	131.8

0 ~ 6岁女童体重、身长（高）的参考值

年龄		体重（公斤）			身长（厘米）			年龄		体重（公斤）			身长（厘米）		
岁	月	-2SD	中位数	+2SD	-2SD	中位数	+2SD	岁	月	-2SD	中位数	+2SD	-2SD	中位数	+2SD
0	0	2.4	3.2	4.2	45.4	49.1	52.9	1	0	7	8.9	11.5	68.9	74	79.2
0	1	3.2	4.2	5.5	49.8	53.7	57.6	1	1	7.2	9.2	11.8	70	75.2	80.5
0	2	3.9	5.1	6.6	53	57.1	61.1	1	2	7.4	9.4	12.1	17	76.4	81.7
0	3	4.5	5.8	7.5	55.6	59.8	64	1	3	7.6	9.6	12.4	72	77.5	83
0	4	5	6.4	8.2	57.8	62.1	66.4	1	4	7.7	9.8	12.6	73	78.6	84.2
0	5	5.4	6.9	8.8	59.6	64	68.5	1	5	7.9	10	12.9	74	79.7	85.4
0	6	5.7	7.3	9.3	61.2	65.7	70.3	1	6	8.1	10.2	13.2	74.9	80.7	86.5
0	7	6	7.6	9.8	62.7	67.3	71.9	1	7	8.2	10.4	13.5	75.8	81.7	87.6
0	8	6.3	7.9	10.2	64	68.7	73.5	1	8	8.4	10.6	13.7	76.7	82.7	88.7
0	9	6.5	8.2	10.5	65.3	70.1	75	1	9	8.6	10.9	14	77.5	83.7	89.8
0	10	6.7	8.5	10.9	66.5	71.5	76.4	1	10	8.7	11.1	14.3	78.4	84.6	90.8
0	11	6.9	8.7	11.2	67.7	72.8	77.8	1	11	8.9	11.3	14.6	79.2	85.5	91.9

年龄		体重（公斤）			身长（厘米）		
岁	月	-2SD	中位数	+2SD	-2SD	中位数	+2SD
2	0	9	11.5	14.8	80	86.4	92.9
2	1	9.2	11.7	15.1	80	86.6	93.1
2	2	9.4	11.9	15.4	80.8	87.4	94.1
2	3	9.5	12.1	15.7	81.5	88.3	95
2	4	9.7	12.3	16	82.2	89.1	96
2	5	9.8	12.5	16.2	82.9	89.9	96.9
2	6	10	12.7	16.5	93.6	90.7	97.7
2	7	10.1	12.9	16.8	84.3	91.4	98.6
2	8	10.3	13.1	17.1	84.9	92.2	99.4
2	9	10.4	13.3	17.3	85.6	92.9	100.3
2	10	10.5	13.5	17.6	86.2	93.6	101.1
2	11	10.7	13.7	17.9	86.8	94.4	101.9

年龄		体重（公斤）			身长（厘米）		
岁	月	-2SD	中位数	+2SD	-2SD	中位数	+2SD
3	0	10.8	13.9	18.1	87.4	95.1	102.7
3	1	10.9	14	18.4	88	95.7	103.4
3	2	11.1	14.2	18.7	88.6	96.4	104.2
3	3	11.2	14.4	19	89.2	97.1	105
3	4	11.3	14.6	19.2	89.8	97.7	105.7
3	5	11.5	14.8	19.5	90.4	98.4	106.4
3	6	11.6	15	19.8	90.9	99	107.2
3	7	11.7	15.2	20.1	91.5	99.7	107.9
3	8	11.8	15.3	20.4	92	100.3	108.6
3	9	12	15.5	20.7	92.5	100.9	109.3
3	10	12.1	15.7	20.9	93.1	101.5	110
3	11	12.2	15.9	21.2	93.6	102.1	110.7

年龄		体重（公斤）			身长（厘米）			年龄		体重（公斤）			身长（厘米）		
岁	月	-2SD	中位数	+2SD	-2SD	中位数	+2SD	岁	月	-2SD	中位数	+2SD	-2SD	中位数	+2SD
4	0	12.3	16.1	21.5	94.1	102.7	111.3	5	0	13.7	18.2	24.9	99.9	109.4	118.9
4	1	12.4	16.3	21.8	94.6	103.3	112	5	1	14	18.3	24.8	100.1	109.6	119.1
4	2	12.6	16.4	22.1	95.1	103.9	112.7	5	2	14.1	18.4	25.1	100.5	110.1	119.7
4	3	12.7	16.6	22.4	95.6	104.5	113.3	5	3	14.2	18.6	25.4	101	110.6	120.3
4	4	12.8	16.8	22.6	96.1	105	114	5	4	14.3	18.8	25.6	101.4	111.2	120.9
4	5	12.9	17	22.9	96.6	105.6	114.6	5	5	14.4	19	25.9	101.9	111.7	121.5
4	6	13	17.2	23.2	97.1	106.2	115.2	5	6	14.6	19.1	26.2	102.3	112.2	122
4	7	13.2	17.3	23.5	97.6	106.7	115.9	5	7	14.7	19.3	26.5	102.7	112.7	122.6
4	8	13.3	17.5	23.8	98.1	107.3	116.5	5	8	14.8	19.5	26.7	103.2	113.2	123.2
4	9	13.4	17.7	24.1	98.5	107.8	117.1	5	9	14.9	19.6	27	103.6	113.7	123.7
4	10	13.5	17.9	24.4	99	108.4	117.7	5	10	15	19.8	27.3	104	114.2	124.3
4	11	13.6	18	24.6	99.5	108.9	118.3	5	11	15.2	20	27.6	104.5	114.6	124.8

年龄		体重（公斤）			身长（厘米）			年龄		体重（公斤）			身长（厘米）		
岁	月	-2SD	中位数	+2SD	-2SD	中位数	+2SD	岁	月	-2SD	中位数	+2SD	-2SD	中位数	+2SD
6	0	15.3	20.2	27.8	104.9	115.1	125.4	6	6	16	21.2	29.6	107.4	118	128.6
6	1	15.4	20.3	28.1	105.3	115.6	125.9	6	7	16.1	21.4	29.9	107.8	118.4	129.1
6	2	15.5	20.5	28.4	105.7	116.1	126.4	6	8	16.3	21.6	30.2	108.2	118.9	129.6
6	3	15.6	20.7	28.7	106.1	116.6	127	6	9	16.4	21.8	30.5	108.6	119.4	130.2
6	4	15.8	20.9	29	106.6	117	127.5	6	10	16.5	22	30.8	109	119.9	130.7
6	5	15.9	21	29.3	107	117.5	128	6	11	16.6	22.2	31.1	109.5	120.3	131.2